Ralf Caspary (Hg.)

Lernen und Gehirn

HERDER spektrum

Band 5763

Das Buch

Seit einigen Jahren macht die Neurowissenschaft in der Welt der Wissenschaften Furore – und weit darüber hinaus. Von den einen misstrauisch beäugt, von den anderen als Stein der Weisen gepriesen, erklärt sie uns, wie die Welt in unserem Kopf entsteht, warum wir sind, wie wir sind, und warum wir das tun, was wir tun. Dabei steht nicht allein bei Pädagogen die Frage des Lernens im Mittelpunkt des Interesses. Was geschieht in unserem Gehirn, wenn wir lernen? Wie gestalten sich die neuronalen Voraussetzungen? Und wie können wir das Lernverhalten unserer Kinder unterstützen? Mit Manfred Spitzer, Gerhard Roth, Elisabeth Stern oder Joachim Bauer äußern sich führende Experten aus den Bereichen Hirnforschung und Pädagogik zu den erkenntnistheoretischen Grundlagen der Hirnforschung, zur Verbindung von Reformpädagogik und Hirnwissenschaft oder zu der Funktion von Spiegelneuronen. Wie können die Ergebnisse neurobiologischer Forschung für den Lernprozess fruchtbar gemacht werden? Und was wusste die Pädagogik schon, bevor es die Neurowissenschaft begründen konnte? Dieser Band versammelt die wesentlichen Antworten.

Der Herausgeber

Ralf Caspary, geboren 1958, studierte Germanistik, Kunstgeschichte und Philosophie in Mainz. Ab 1990 Moderator und Redakteur in der Hörfunk-Kulturredaktion des SWF, seit 2003 Wissenschaftsredakteur und Feature-Autor beim SWR mit den Schwerpunkten Bildung und Neurowissenschaft.

Ralf Caspary (Hg.)

Lernen und Gehirn

Der Weg zu einer neuen Pädagogik

Mit Beiträgen von Elsbeth Stern, Joachim Bauer,
Ulrich Herrmann, Gerald Hüther, Josef Kraus, Gerhard Roth,
Heinz Schirp, Ralph Schumacher, und Manfred Spitzer

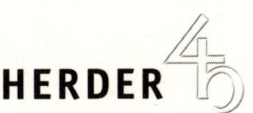

HERDER

FREIBURG · BASEL · WIEN

Originalausgabe

7. Auflage 2010

© Verlag Herder GmbH, Freiburg im Breisgau 2006, 2008
Alle Rechte vorbehalten
www.herder.de

Umschlagkonzeption und -gestaltung:
R · M · E Roland Eschlbeck, Liana Tuchel
Umschlagmotiv: © Bildagentur Mauritius

Satz: Barbara Herrmann, Freiburg
Herstellung: fgb · freiburger graphische betriebe
www.fgb.de

Gedruckt auf umweltfreundlichem, chlorfrei gebleichtem Papier
Printed in Germany

ISBN 978-3-451-05763-2

Inhalt

Dopamindusche im Klassenzimmer
Vorwort

Von Ralf Caspary

Stellen Sie sich bitte folgende Szene vor: Der Lehrer begrüßt morgens seine Klasse, dann stellt er Herrn Müller vor. Herr Müller ist kein Kollege, sondern Hirnforscher und besucht die Klasse, weil er für seine heutigen Untersuchungen einen Schüler benötigt. Dem Probanden setzt er schließlich einen Helm mit vielen Elektroden auf den Kopf, er befestigt auf seinem Brustkorb wiederum Elektroden und schließt diese an einen kleinen Kasten an, der dem Schüler um den Bauch geschnallt wird. Es geht darum, während des Unterrichts die Hirnaktivitäten, den Hautwiderstand und die Herzfrequenz zu messen. Die Szene mag vielleicht etwas kurios wirken, schließlich ist eine Schule keine psychiatrische Klinik, sie hat aber einen durchaus ernsten und auch realen Hintergrund. Die Forscher etwa, die am Ulmer Transferzentrum für Neurowissenschaften und Lernen arbeiten, machen ähnliche Versuche, um herauszufinden, wie sich bestimmte Unterrichtssituationen und Unterrichtsformen auf die emotionalen und kognitiven Vorgänge im Gehirn auswirken. Langweilt sich der Schüler während des Frontalunterrichts, schaltet sein Gehirn dann auf Standby, wird er stattdessen im Gruppenunterricht mittels innerer Dopamindusche zur höchsten Euphorie- und Leistungsbereitschafts-Stufe geführt? Diese und andere Fragen beschäftigen die Ulmer Forscher.

Vor einigen Jahren gab es noch Vorbehalte gegenüber solchen Experimenten, weil sich Fronten zwischen Hirnforschern und Pädagogen gebildet hatten. Man misstraute sich gegenseitig. Einige Hirnforscher, die sich sonst eher für den parietalen

Kortex oder das Corpus callosum interessierten, versuchten die Lufthoheit über den Schreibtischen der Pädagogen und Erziehungswissenschaftler zu erlangen und machten konkrete Vorschläge zur Reform des schulischen Lehrens und Lernens. Viele Eltern wiederum, die der PISA-Schock verunsichert hatte, nahmen bereitwillig die neuen Botschaften auf, weil sie meinten, dass endlich eine „harte" naturwissenschaftliche Disziplin unbekannte Wege aufzeigen könne, die aus dem PISA-Jammertal herausführten. Die Pädagogen wiederum befürchteten einen Kompetenz- und Ansehensverlust. Sie warnten vor einem gefährlichen Reduktionismus, der schulisches Lernen einseitig aus der Sicht neuronaler Vorgänge analysiere und die pädagogische Tradition mit den schon längst bewährten Lernkonzepten ignoriere.

In diesen bewegten Zeiten stritten sich in den Medien Lehrer, Erziehungswissenschaftler, Journalisten, Psychologen und Hirnforscher unter Überschriften wie: „Auf der Suche nach dem Kapiertrieb", „Lernrezepte aus dem Hirnlabor" – und dann kehrte endlich Ruhe ein in den verfeindeten Lagern. Heute wird das alles nicht mehr so heiß gegessen, wie einstmals gekocht, Sachlichkeit bestimmt die derzeitige Diskussion über die sogenannte „Neurodidaktik", Sachlichkeit, gepaart mit Nüchternheit und Pragmatismus.

Wenn der Geschäftsführer des Ulmer Transferzentrums für Neurowissenschaften und Lernen, Michael Fritz, sagt, dass die Hirnforschung im Rahmen der Bemühungen um Reformen des deutschen Bildungssystems nur ein Baustein sei, neben der Psychologie, der Pädagogik, der Schulentwicklung, den Erziehungswissenschaften, dann ist das symptomatisch für die neue Lage, die man nutzen sollte für eine konstruktive Diskussion ohne Ressentiments und überzogene Erwartungen (siehe: Michael Fritz im SWR 2 Feature von Ralf Caspary über Neurowissenschaften und Lernen vom 9.10.2004).

Um gute Leistungen im Sport zu erbringen, ist es sinnvoll, wenn man über Kenntnisse aus dem Bereich der Bio-Logik verfügt, die einem zeigen, wie der Körper funktioniert, wie man ihn optimieren kann; wenn man gute Leistungen beim Lernen erzielen will, hilft ein Blick auf die Neuro-Logik. Sie klärt darüber auf, wie das Gehirn arbeitet, wie es neue Informationen aufnimmt und speichert, wann Lernprozesse erfolgreich ablaufen, wann nicht – so könnte man möglichst wertfrei den Nutzen der Hirnforschung für die Schule umschreiben (vgl. Ulrich Herrmann im oben erwähnten Feature von Ralf Caspary). Es geht nicht um einen Kampf der Disziplinen, sondern um einen interdisziplinären Dialog, es geht darum, dass Hirnforscher und Pädagogen gemeinsam darüber nachdenken, wie man den Unterricht „gehirngerecht" strukturiert. Der Bremer Hirnforscher Gerhard Roth formuliert das so: Nichts von dem, was die moderne Hirnforschung zeigt, „ist einem guten Pädagogen inhaltlich neu. Der Erkenntnisfortschritt besteht vielmehr darin, dass man inzwischen besser zeigen kann, warum das funktioniert, was ein guter Pädagoge tut, und das nicht, was ein schlechter tut. Nur so können bessere Konzepte des Lehrens und Lernens entwickelt werden, und die meisten Experten sind sich inzwischen darin einig, dass die gegenwärtigen Konzepte schlecht sind. ... Die Hirnforschung kann Hilfestellung leisten, aber die Pädagogik nicht ersetzen." (Siehe in unserem Buch S. 54f.)

Die Hirnforschung kann nämlich zu vielen Lern-Bereichen lediglich allgemeine Aussagen machen, die Lehrer sind aufgefordert, das Basiswissen in die Praxis zu überführen. Beispiel: Die moderne Hirnforschung konnte zeigen, welche Bedeutung Gefühle für kognitive Prozesse haben. Sie wirken quasi als Schleuse, durch die neues Wissen ins Gehirn gelangen kann. Die Schleuse ist geschlossen, wenn negative Gefühle dominieren, dann wird weniger gut gelernt, sie ist offen bei positiven Gefühlen, dann wird optimal gelernt. Was folgt aber daraus für die konkrete Unterrichtspraxis? Ist das ein Plädoyer für eine Kuschelpädagogik, für einen Unterricht, in dem nur gute Laune verbreitet werden soll, aber letztlich nichts gelernt wird? Hier beginnt die konkrete Arbeit des Pädagogen, die natürlich auch nicht im luftleeren Raum stattfindet, sondern eingebunden ist in eine Gesellschaft und deren bildungspolitische Prämissen.

Der Hirnforscher Manfred Spitzer, Gründer und Leiter des oben erwähnten Ulmer Transferzentrums, erzählte mir einmal in einem Hörfunkinterview (SWR 2 Zeitgenossen vom 13.8.06), wie er zur Pädagogik gekommen sei. Man habe ihn vor einigen Jahren gebeten, Mitglied des Bildungsrats in Baden-Württemberg zu werden. Er sagte begeistert zu, und in der ersten Sitzung stellte sich heraus, dass er der einzige war, der sich mit den Lernprozessen im Gehirn beschäftigte. Die anderen Mitglieder fragten ihn deshalb ständig, was es Neues gäbe, ob man sich noch auf Piaget verlassen könne etc. Spitzer war sprachlos, er wunderte sich, dass sich im Bildungsrat keiner mit neurowissenschaftlichen Forschungen auskannte. Um das zu ändern, setzte er sich abends zu Hause an den Schreibtisch und schrieb einen langen Text über Hirnforschung und Lernen, daraus wurde schließlich sein Bestseller „Lernen", der eigentlich konzipiert war als Handreichung für den Bildungsrat.

Heute brauchen sich Spitzer und Kollegen nicht mehr zu wundern, die Zeiten der Ahnungslosigkeit sind vorbei. Die meisten Bildungspolitiker und Lehrer sind offen für die Vorschläge und Konzepte der Hirnforscher. Allen ist klar: Wenn man weiß, wie das Gehirn lernt, dann kann man auf der Grundlage dieses Wissens den Unterricht optimieren, dann braucht man sich vor allem auch nicht mehr in ideologischen Grabenkämpfen zu verzetteln, die unsere bildungspolitischen Debatten ja leider immer noch maßgeblich bestimmen. Und noch eins: Interessanterweise bestätigt die moderne Hirnforschung einen Aphorismus aus dem 16. Jahrhundert, der dem Schriftsteller und Arzt Rabelais zugeschrieben wird: „Kinder sind keine Fässer, die gefüllt, sondern Feuer, die entzündet werden wollen".

Weil in Bezug auf die notwendigen Reformen in unserem Bildungssystem nur der interdisziplinäre Dialog weiterbringt, enthält das vorliegende Buch Texte von Hirnforschern, Medizinern, Philosophen, Psychologen, Erziehungswissenschaftlern und Lehrern, die aus verschiedenen Perspektiven und Erfahrungsbereichen die Vorteile und Grenzen der Hirnforschung für die Pädagogik ausloten, die versuchen, anhand neuer Forschungsergebnisse einen effektiven schulischen Unterricht zu skizzieren.

Ich danke allen Autoren und Autorinnen für ihre Hilfe, für die engagierten und anregenden Texte, ich danke vor allem auch meinem Lektor Dr. German Neundorfer, der das Projekt von Anfang an mit liebenswürdiger Hartnäckigkeit, Sachlichkeit und viel Geduld begleitet hat.

Wie viel Gehirnforschung verträgt die Pädagogik?
Über die Grenzen der Neurodidaktik

Von Ralph Schumacher

1. Die Autonomie und Nicht-Reduzierbarkeit verschiedener Erklärungsebenen

Es ist stets möglich, ein und dieselbe Sache aus verschiedenen theoretischen Perspektiven zu beschreiben. Betrachten wir das Beispiel eines Schachcomputers. Ein solches Gerät lässt sich auf einer *physikalischen*, einer *funktionalen* und einer *intentionalen* Ebene beschreiben. Jede Erklärungsebene zeichnet sich durch ihre besondere Fragestellung sowie durch ihre eigenen Objekt-, Eigenschafts- und Relationstypen aus, denn auf jeder Ebene werden zu Erklärungszwecken Entitäten eingeführt, von denen auf den anderen Ebenen nicht die Rede ist.

Thematisiert man einen Schachcomputer auf der physikalischen Erklärungsebene, dann geht es darum, Ursache-Wirkungs-Beziehungen zwischen verschiedenen physikalischen Zuständen herauszufinden und auf diese Weise zu erklären, nach welchen Naturgesetzen zum Beispiel bestimmte Ladungszustände hervorgerufen werden. Auf der funktionalen Ebene ist hingegen von ganz anderen Objekt- und Relationstypen die Rede. Hier geht es nicht um Elektronen, Materieteilchen und *kausale* Beziehungen zwischen physikalischen Zuständen. Vielmehr werden auf dieser Ebene Objekte nach funktionalen Kriterien beispielsweise als UND-Schalter individuiert und die *logischen* Beziehungen zwischen ihnen untersucht. Auf der intentionalen Ebene werden wiederum ganz andere Objekte thematisiert, nämlich Überzeugungen, Absichten und Entschlüsse, und es geht darum, die *kognitiven* Beziehungen herauszufinden, die zwischen diesen intentionalen Zuständen bestehen. Auf dieser Ebene geht es also um die Software, um das von Menschen entwickelte Programm, durch das festgelegt wird, welche Beziehungen zwischen den Überzeugungen, Absichten und Entschlüssen des Schachcomputers bestehen und welche Aktionen er auf der Grundlage dieser intentionalen Zustände ausführt.

Die Entscheidung, welche dieser Ebenen gewählt wird, hängt in erster Linie davon ab, welche Erklärungsziele verfolgt werden. Möchte man herausfinden, welche Materialien sich zum Bau eines Schachcomputers eignen, dann wählt man die physikalische Erklärungsebene. Geht es darum, den Schaltplan zu entwerfen, muss man die funktionale Erklärungsebene wählen, auf der die Bestandteile des Rechners nach funktionalen Gesichtspunkten zum Beispiel als Widerstände und Verstärker individuiert werden. Bin ich hingegen daran interessiert zu lernen, wie man den Computer beim Schachspielen am besten schlägt, dann nützt mir das Wissen von seinem physikalischen und funktionalen Aufbau wenig. Stattdessen sollte ich mir auf der intentionalen Ebene überlegen, welche Absichten er hat und welche Strategien er verfolgt. Keine dieser unterschiedlichen Erklärungsebenen ist für sich genommen besser oder angemessener als die andere. Vielmehr hängt es primär von unseren Erklärungszielen ab, welche Ebene wir wählen.

2. Das Modell der Supervenienz und die mehrfache Realisierbarkeit höherstufiger Zustände

Jeder höherstufige Zustand lässt sich durch mehrere Zustände der jeweils darunter liegenden Erklärungsebene realisieren. Zum Beispiel kann die funktionale Eigenschaft, ein Verstärker zu sein, durch ganz unterschiedliche physikalische Systeme wie

Transistorröhren und Mikrochips realisiert werden. In gleicher Weise gilt, dass auch ein und derselbe intentionale Zustand, wie zum Beispiel das Wissen von einer bestimmten Schachregel durch ganz unterschiedliche Systeme wie verschiedene Programmiersprachen oder unterschiedliche Hirnzustände verschiedener Personen realisiert werden kann. Um der *mehrfachen Realisierbarkeit* höherstufiger Zustände theoretisch Rechnung zu tragen, wird ihr Verhältnis zu niedrigerstufigen Zuständen durch eine Relation gekennzeichnet, die in der modernen Philosophie des Geistes als *Supervenienz* bezeichnet wird (siehe Kim, 1993). Demnach legen zwar die niedrigerstufigen Zustände eines Systems fest, in welchen höherstufigen Zuständen sich das betreffende System befindet. Aber umgekehrt gilt dies gerade *nicht*. Die höherstufigen Zustände legen ihrerseits gerade nicht fest, in welchen niedrigerstufigen Zuständen sich das System befindet. Denn jeder höherstufige Zustand kann durch eine Vielzahl verschiedener niedrigerstufiger Zustände realisiert werden.

Um die Beschreibungen verschiedener Erklärungsebenen zueinander in Beziehung zu setzen, ist es erforderlich, mit den Begriffen der jeweils höheren Erklärungsebene zu beginnen. Ich muss beispielsweise schon kognitive Begriffe verstehen, um Aktivitäten des Gehirns als Vorgänge der Verarbeitung räumlich-visueller Information oder als Gedächtnisprozesse interpretieren zu können. Die Richtung, in der diese Beziehungen hergestellt werden, verläuft also *von oben nach unten*. Aus diesem Grund gelangt man mit den Begriffen der jeweils höheren Erklärungsebene auf den unteren Ebenen zu Einteilungen, zu denen man allein mithilfe der Begriffe dieser unteren Ebenen nicht gekommen wäre. Dies lässt sich durch die folgenden Beispiele veranschaulichen:

Keine physikalische Beschreibung reicht aus, um zu definieren, was es heißt, ein Stuhl zu sein. Denn bei der Eigenschaft, ein Stuhl zu sein, handelt es sich um eine funktionale Eigenschaft, die grundsätzlich durch eine unbestimmte Anzahl verschiedener physikalischer Objekte realisierbar ist. Würde man also versuchen, diese Eigenschaft mit physikalischen Begriffen zu definieren, dann würde man sich auf einige konkrete physikalische Realisierungen festlegen – zum Beispiel auf Stühle mit genau vier Beinen oder mit einer 50 Zentimeter hohen Rückenlehne – und damit ginge die Möglichkeit zur mehrfachen Realisierung durch unbestimmt viele physikalische Objekte verloren. Stünden uns also zur Beschreibung der Wirklichkeit allein physikalische Begriffe zur Verfügung, dann würden wir nicht zu der Einteilung in Stühle und Nicht-Stühle kommen, zu der wir mithilfe unserer funktionalen Begriffe gelangen.

In gleicher Weise gilt, dass sich anhand neurophysiologischer Beschreibungen nicht definieren lässt, was es heißt, sich in einem bestimmten kognitiven Zustand zu befinden. Würden wir ausschließlich über neurophysiologische Begriffe verfügen, dann kämen wir niemals auf die Idee, dass diejenigen Zustände des Gehirns, die wir anhand kognitiver Begriffe unter ein bestimmtes Konzept bringen, von anderen Hirnzuständen in wesentlichen Hinsichten verschieden sind, die nicht unter dieses Konzept fallen. Dies lässt sich mit dem Beispiel der Lese- und Rechtschreib-Schwäche illustrieren: Wir benötigen psychologische Begriffe, um auf der kognitionswissenschaftlichen Erklärungsebene die für diese Leistungsstörung charakteristischen Merkmale zu bestimmen. Auf der Grundlage dieser begrifflichen Festlegung können wir anschließend die neuronalen Korrelate dieser Leistungsstörung identifizieren – nämlich Störungen im visuellen oder auditiven System. Der Lese- und Rechtschreib-Schwäche liegen nämlich entweder Probleme beim Erkennen von Buchstaben und Wörtern oder aber Schwierigkeiten beim Hören und Verstehen der gesprochenen Sprache zugrunde. Allein mit neurophysiologischen Begriffen ließe sich aber nicht erklären, warum gerade diese beiden neuronalen Korrelate und nicht auch noch andere Hirnzustände unter ein bestimmtes Konzept fallen. Da die Begriffe der physikalischen bzw. der neurophysiologischen Erklärungsebene allein nicht ausreichen, um zu den dargestellten Einteilungen zu kommen, lassen sich höherstufige Begriffe also nicht auf Begriffe niedrigerer Erklärungsebenen reduzieren.

Der entscheidende Vorzug des dargestellten Supervenienz-Modells liegt darin, dass es die beiden folgenden Aspekte vereint: Erstens trägt es dem Umstand Rechnung, dass sich höherstufige Beschreibungen nicht auf Beschreibungen niedrigerer Erklärungsebenen reduzieren lassen. Zweitens wird mit diesem Modell auch berücksichtigt, dass höherstufige Zustände stets durch Zustände niedrigerer Stufen realisiert werden und dass aus diesem Grund auf den unteren Erklärungsebenen durchaus Bedingungen formuliert werden können, die Objekte erfüllen müssen, um höherstufige Eigenschaften besitzen zu können. Dies lässt sich wieder mit dem Beispiel des Stuhls veranschaulichen: Zwar ist die Eigenschaft, ein Stuhl zu sein, eine funktionale Eigenschaft. Aber damit etwas ein Stuhl sein kann, muss es auch bestimmte physikalische Voraussetzungen erfüllen. Aus diesem Grund lassen sich auf der physikalischen Erklärungsebene Anforderungen an die Größe, Form und Festigkeit formulieren, die Objekte erfüllen müssen, um als geeignete Kandidaten für die Eigenschaft, ein Stuhl zu sein, in Frage zu kommen.

3. Das Verhältnis der neurophysiologischen Erklärungsebene zur kognitionswissenschaftlichen und pädagogischen Ebene

Diese Überlegung lässt sich auf das Verhältnis der neurophysiologischen Erklärungsebene zur kognitionswissenschaftlichen und pädagogischen Ebene übertragen. Da kognitive Prozesse stets durch entsprechende Vorgänge im menschlichen Gehirn realisiert werden, lassen sich im Rahmen neurophysiologischer Untersuchungen Erklärungen und Anleitungen entwickeln, die in kognitionswissenschaftlicher und pädagogischer Hinsicht relevant sind. Im Folgenden werde ich auf einige Fälle eingehen, um dies zu illustrieren:

Neurophysiologische Untersuchungen können neue Erklärungen für Phänomene liefern, die auf der kognitionswissenschaftlichen Ebene bereits bekannt und untersucht sind. Ein aktuelles Beispiel ist eine Studie (DeLoache, 2004), in der es um die mangelnde Fähigkeit von Kleinkindern geht, verkleinerte Modelle von Stühlen, Rutschen, Autos, etc. *als verkleinerte Modelle* zu erkennen und entsprechend zu handeln. Dieses kognitive Defizit lässt sich nämlich damit erklären, dass visuelle Informationen im Gehirn in zwei unterschiedlichen Systemen verarbeitet werden, die in diesem Entwicklungsstadium noch nicht ausreichend miteinander verbunden sind.

Neurophysiologische Untersuchungen können auch Erklärungen für kognitive Leistungsstörungen liefern. Dies lässt sich am Beispiel der Lese- und Rechtschreib-Schwäche illustrieren. Die meisten Kinder mit dieser Leistungsstörung haben eine verminderte phonologische Bewusstheit. Das heißt, sie haben Schwierigkeiten, zusammengesetzte Sprachlaute in Wörtern zu erkennen und zu erzeugen. Kinder mit solchen phonologischen Defiziten zeichnen sich nun gerade durch deutlich geringere neuronale Aktivitäten im temporal-parietalen Bereich aus, wenn sie beispielsweise mit Aufgaben beschäftigt sind, bei denen es darum geht zu entscheiden, ob sich bestimmte Buchstaben und Silben reimen (siehe z. B. Simos et al., 2002). Da die Aktivierung in dieser Hirnregion mit besserer Lesefähigkeit zunimmt, lässt sich die Lese- und Rechtschreibschwäche also mit einer verminderten Hirntätigkeit in diesem Bereich erklären (siehe auch Shaywitz et al., 2002).

Die Beispiele verdeutlichen, dass neurophysiologische Untersuchungen für kognitionswissenschaftliche und pädagogische Überlegungen durchaus von Bedeutung sind. Dabei ist aber zu beachten, dass sich viele der dargestellten Fälle auf die Diagnose und Erklärung von kognitiven Leistungsstörungen richten. Von der unbestreitbaren Kompetenz der Neurophysiologie hinsichtlich der Diagnose und Erklärung *pathologischer Fälle* darf aber nicht vorschnell darauf geschlossen werden, dass ihr damit auch für die Gestaltung von Lerngelegenheiten im normalen Schulunterricht die gleichen Kompetenzen zukommen. Hinzu kommt, dass neurophysiologische Untersuchungen keine Aussagen darüber machen, wie Trainings- und Unterrichtsmaßnahmen inhaltlich gestaltet sein müssen, um kognitive Leistungsstörungen zu beseitigen.

4. Die prinzipielle Unterbestimmtheit der Hirnforschung in Bezug auf die Lehr-Lern-Forschung

Im Folgenden werde ich dafür argumentieren, dass neurophysiologische Untersuchungen *prinzipiell* zu unterbestimmt sind, um konkrete Anleitungen für die Wissensvermittlung im Schulunterricht bereitstellen zu können. Die bisherigen Überlegungen gingen von der Voraussetzung aus, dass es sich um ein und dasselbe Objekt handelt, das auf verschiedenen Erklärungsebenen untersucht wird. Diese Voraussetzung ist aber nicht erfüllt, wenn es um Fragen optimaler Unterrichtsgestaltung geht. In diesem Kontext kommt dem menschlichen Gehirn nämlich nur die Rolle eines *Teilsystems* zu. Dieses Teilsystem ist zwar unentbehrlich. Aber da es eben nur einen Teil eines größeren Zusammenhanges darstellt, kann seine Beschreibung prinzipiell nicht sämtliche Aspekte erfassen, die für das Aufstellen konkreter Anleitungen für die Wissensvermittlung im Schulunterricht relevant sind.

Dies liegt vor allem daran, dass es im Schulunterricht um die Vermittlung von Wissen in Bereichen geht, in denen kein *privilegiertes Lernen* erwartet werden kann. Privilegiertes Lernen liegt dann vor, wenn durch biologische Entwicklungsprogramme festgelegt ist, durch welche Umweltbedingungen bestimmte Lernprozesse ausgelöst werden und auf welche Weise diese Lernprozesse anschließend ablaufen. Das Sprechen sowie viele motorische Fähigkeiten wie das aufrechte Gehen werden auf diese Weise erlernt. Beim *nicht-privilegierten Lernen* hingegen ist nicht biologisch festgelegt, welche Faktoren bestimmte Lernprozesse auslösen und wie diese Lernprozesse ablaufen. Das nicht-privilegierte Lernen betrifft alle Inhalte und Fähigkeiten, um deren Vermittlung es im Schulunterricht geht – wie zum Beispiel Lesen, Schreiben und Mathematik. Auf den Erwerb dieser Fähigkeiten hat die Evolution unser Gehirn nämlich nicht vorbereiten können, weil es diese Kulturtechniken erst seit einem entwicklungsgeschichtlich relativ kurzen Zeitraum gibt. *Folglich muss die Beschreibung der Voraussetzungen für diese Art des Lernens über die Beschreibung der Bedingungen, die auf Seiten des menschlichen Gehirns erfüllt werden müssen, hinausgehen. Sie muss nämlich zusätzlich kulturelle Faktoren einbeziehen, die für erfolgreiches nicht-privilegiertes Lernen relevant sind.*

Diese Überlegungen lassen sich mit dem folgenden Beispiel veranschaulichen: Was muss ich wissen, um bei einer Regatta gewinnen zu können? Nun, zuerst einmal muss ich die physikalischen Eigenschaften meines Bootes – zum Beispiel seine Segelfläche, seinen Tiefgang und die Größe seines Kiels oder Schwerts – kennen, um dessen Verhalten unter bestimmten Wind- und Wasserbedingungen vorhersehen zu können. Ohne diese Kenntnisse weiß ich nicht, was ich meinem Boot abverlangen kann, und ich brauche diese Kenntnisse auch, um einschätzen zu können, welche Leistungen ausfallen, wenn z. B. bestimmte physikalische Voraussetzungen nicht erfüllt sind –

wenn z. B. das Ruder gebrochen oder der Mast geknickt ist. Darüber hinaus benötige ich für meine erfolgreiche Teilnahme an einer Regatta aber auch noch Wissen von den Verkehrsregeln für korrektes Segeln, z. B. Wissen von den Vorfahrtsregeln, sowie Kenntnisse von Strategien für erfolgreiches Segeln und von den Absichten und Kenntnissen meiner Konkurrenten. Bei den zuletzt genannten Voraussetzungen handelt es sich um Wissen, das sich nicht auf Kenntnisse der physikalischen Eigenschaften meines Segelbootes reduzieren lässt, weil sich dieses Wissen auf Faktoren bezieht, die *außerhalb* meines Segelbootes liegen. Damit lässt sich die folgende Analogie zum menschlichen Gehirn formulieren:

Ebenso, wie das Segelboot im Kontext einer Regatta ein Teilsystem innerhalb eines größeren Zusammenhanges ist, ist auch das Gehirn im Kontext des nicht-privilegierten Lernens ein Teilsystem, das in einem größeren Zusammenhang steht. Und ebenso, wie die Kenntnis der physikalischen Eigenschaften des Segelbootes für sich genommen nicht hinreichend ist, um Anleitungen für eine erfolgreiche Teilnahme an einer Regatta aufstellen zu können, können auch neurophysiologische Beschreibungen des Gehirns für sich genommen prinzipiell nicht ausreichen, um konkrete Anleitungen für die optimale Wissensvermittlung im Schulunterricht aufzustellen. Vielmehr sind sie in Bezug auf solche Anleitungen *aus prinzipiellen Gründen unterbestimmt.*

Aus diesem Grund kann die Hirnforschung auch nicht das für die Lehr-Lern-Forschung sein, was die Physik für die Ingenieurswissenschaften ist. Schließlich geht es – um bei der dargestellten Analogie zu bleiben – nicht um eine Anleitung zum Bau eines Segelbootes, sondern um Anleitungen zum effizienten Einsatz eines Bootes in einem komplexen kulturellen Kontext.

Um die Wissensvermittlung im Schulunterricht optimal gestalten zu können, müssen Pädagogen Folgendes wissen:

1. Welche Anforderungen an das Vorwissen von Kindern sind mit bestimmten Lernzielen verbunden? Über welche Konzepte müssen sie bereits verfügen, und wie muss ihre Wissensbasis organisiert sein, damit sie in der Lage sind, bestimmte Probleme zu lösen?

2. Wie ist das Vorwissen der Kinder tatsächlich beschaffen? Über welche intuitiven Begriffe und Erklärungen verfügen sie? Welche Missverständnisse und Fehler sind zu erwarten, wenn Kinder mit diesem Wissen bestimmte Aufgaben zu bewältigen versuchen?

3. Worin besteht das Lernziel? Auf welche Weise sollte die Wissensbasis der Kinder strukturiert sein, nachdem das Lernziel erreicht ist?

Diese Kenntnisse sind die Voraussetzung dafür, um die Frage beantworten zu können, wie der Unterricht gestaltet werden muss, damit bereits vorhandenes Wissen zur Bewältigung neuer Aufgaben herangezogen werden kann. Die Hirnforschung kann solche Kenntnisse nicht bereitstellen, weil sie aus den dargestellten Gründen prinzipiell zu unterbestimmt ist, um konkrete Anleitungen liefern zu können.

Literatur

Dehaene, S. (1997): The Number Sense. New York: Oxford University Press, Cambridge (UK): Penguin Press.

DeLoache, J. S. et al. (2004): Scale Errors Offer Evidence for a Perception-Action – Dissociation Early in Life. In: Science 304, 1027–1029.

Goswami, U. (2004): Neuroscience and education. In: British Journal of Educational Psychology, 74, 1 14.

Kim, J. (1993): Supervenience and Mind: Selected Philosophical Essays. Cambridge & New York: Cambridge University Press.

Shaywitz, B. et al. (2002): Disruption of Posterior Brain Systems for Reading in Children with Developmental Dyslexia. In: Biological Psychiatry, 20, 101–110.

Simos, P. G. et al. (2002): Dyslexia-specific Brain Activation Profile Becomes Normal Following Successful Remedial Training. In: Neurology, 58, 1203–1213.

Medizin für die Schule
Plädoyer für eine evidenzbasierte Pädagogik

Von Manfred Spitzer

Das Gehirn wiegt ca. zwei Prozent des Körpergewichts, verbraucht jedoch mehr als 20 Prozent der Energie, die wir mit der Nahrung aufnehmen. Wir leisten uns diesen Luxus, denn wie die Flügel des Albatros und die Flossen des Wals an die Eigenschaften von Luft und Wasser optimal angepasst sind, wurde auch das Gehirn durch die Evolution für das Lernen optimiert. Wer lernt, kann in Zukunft besser auf die Welt reagieren bzw. sich in ihr verhalten.

Das Lernen zu verstehen heißt, das Gehirn zu verstehen. Es bedarf kaum der Erwähnung, dass die Gehirnforschung erst am Anfang steht. Dennoch hat sie wichtige Prinzipien entdeckt. Und da gerade für Deutschland gilt, dass die Gehirne der heranwachsenden Generation die wichtigste Ressource zur Bewältigung der Zukunft sind, können wir es uns nicht leisten, die Gehirnforschung nicht zur Kenntnis zu nehmen. Dieses Argument sei anhand einiger Thesen und Beispiele näher erläutert.

1. **Das Gehirn lernt immer.** Es lernt nicht etwa nebenbei oder wenn es gelegentlich einmal sein muss, sondern es kann nichts besser und tut nichts lieber! Dies zeigen alle Säuglinge; wir hatten noch keine Chance, es ihnen abzugewöhnen. Zweijährige versuchen aktiv, ihre Umgebung zu begreifen, führen kleine Tests durch und prüfen – ganz ähnlich wie Wissenschaftler – Hypothesen. Dreijährige lernen alle 90 Minuten ein neues Wort, und im Alter von fünf Jahren beherrschen Kinder nicht nur Tausende von Wörtern, sondern auch deren Gebrauch,

d. h. die komplizierte Grammatik der Muttersprache. Nach dem Spracherwerb geht es dann erst richtig los: Schule, Lehre oder Universität – und vor allem lebenslange Weiterbildung (Spitzer 2003a).

Die Prinzipien und Mechanismen des Lernens sind vielfältig. Wer sie kennt, lernt besser. Ein Trainer, der etwas von Herz und Kreislauf, von Muskeln und Bändern versteht, wird den Sportler besser fit machen können als ein Ignorant. Gewiss, gute Ratschläge und viel Erfahrung gibt es auch ohne Wissenschaft. Allerdings gilt genauso: Durch Wissenschaft wird aus Meinungen und subjektiven Erfahrungen gesichertes Wissen. Lernen ist nun *der* Gegenstand der Gehirnforschung schlechthin; daher wird ein Lehrer, der weiß, wie das Gehirn funktioniert, besser lehren können.

2. Von Beispielen zu Regeln. Im Vorschulalter wissen Kinder bereits, dass die Verben, die auf „-ieren" enden, das Partizip Perfekt ohne „ge" bilden. Sie erzählen, dass sie gestern gelaufen sind, aber nicht durch den Wald ge-spaziert (sondern nur spaziert). Und was sie vorgestern verloren (und nicht ge-verloren) haben, das haben sie stolz gestern wieder gefunden. Man könnte meinen, dass Kinder die richtigen Partizipien wie auch die Infinitive und alles andere einfach „aufgeschnappt", also auswendig gelernt haben. Dem ist jedoch nicht so. Erzählt man ihnen die Geschichte von den Zwergen, die am Abend quangen und sich am nächsten Morgen daran erinnern, dann sagt der Zwerg, gestern haben wir wieder einmal so richtig schön gequangt. Und wenn die Zwerge am Abend patieren, dann sagt der Zwerg, man habe gestern so richtig schön – patiert (ohne „ge"). Auf diese Weise, indem man also Kinder mit Wörtern grammatisch hantieren lässt, die es gar nicht gibt, kann man nachweisen, dass die Kinder tatsächlich eine Regel gelernt haben und nicht lediglich viele Beispiele. Diese Regel

jedoch hat ihnen niemand beigebracht. Sie selbst haben sie generiert. Gehirne besitzen diese Fähigkeit zum spontanen Generieren von Regeln aufgrund von Beispielen (Spitzer 2002a). Alles, was es hierzu braucht, sind die richtigen Beispiele, und zwar viele davon.

3. Mechanismen für Einzelnes und Allgemeines. Wir merken uns auch Einzelnes, also z. B. Menschen und Orte. Der für Einzelheiten bedeutendste Teil des Gehirns ist der Hippocampus, eine relativ kleine Struktur tief im Gehirn. Nervenzellen im Hippocampus lernen wichtige und neue Einzelheiten sehr schnell. Der 11. September 2001 ist den meisten von uns sehr gut im Gedächtnis: Wo genau waren Sie, als Sie davon das erste Mal hörten? Wer war noch bei Ihnen? Mit wem haben Sie als Erstes darüber gesprochen? – Wahrscheinlich können Sie diese Fragen leicht beantworten, wohingegen der Nachmittag des 11. September 2002 – obwohl er uns chronologisch ein ganzes Jahr näher liegt – für immer im Nebel Ihrer nicht mehr erinnerbaren Vergangenheit verschwunden ist. Der Hippocampus speichert Einzelheiten dann, wenn sie zwei Qualitäten aufweisen: Neuigkeit und Bedeutsamkeit. Wichtige Neuigkeiten hören wir einmal, und schon haben wir sie uns gemerkt (Spitzer 2003b).

Im Gegensatz zum (kleinen) Hippocampus ist die (große) Großhirnrinde eine Regelextraktionsmaschine. Beim Lernen verändern sich die Verbindungen zwischen ihren Neuronen jeweils nur ein klein wenig. Daher vergehen die meisten unserer Eindrücke, ohne einzeln hängen zu bleiben. Und das ist auch gut so! Sie haben sicherlich in Ihrem Leben schon Tausende von Tomaten gesehen bzw. gegessen, können sich jedoch keineswegs an jede einzelne Tomate erinnern. Warum auch? Ihr Gehirn wäre voller Tomaten. Und diese wären völlig nutzlos, denn wenn Sie der nächsten Tomate begegnen, dann nützt Ihnen nur das, was Sie über Tomaten *im Allgemeinen* wissen, um mit dieser Tomate richtig umzugehen. Man kann sie essen, sie schmecken gut, man kann sie zu Ketchup verarbeiten, kann sie schneiden etc. – All dies wissen Sie, gerade weil Sie schon sehr vielen Tomaten begegnet sind, von denen nichts hängen blieb als deren allgemeine Eigenschaften bzw. Strukturmerkmale.

Wenn in der Schule etwas gelernt wird, was im späteren Leben tatsächlich zur Anwendung kommt, dann ist es meist von allgemeiner Struktur: Einzelne Fakten – der höchste Berg von Grönland, das Bruttosozialprodukt von Nigeria, das Geburtsdatum von Mozart oder der Zitronensäurezyklus – sind dagegen für das Leben nur bedingt nützlich. Dieser Gedanke liegt letztlich dem gegenwärtig viel geäußerten Bestreben zugrunde, nicht Fakten zu lehren, sondern Kompetenzen, „Kulturtechniken" und „Problemlösestrategien". Es darf hierbei jedoch nicht übersehen werden, dass das Allgemeine *an Beispielen* gelernt wird und gerade nicht durch das Pauken von Regeln. Das Üben an vielen Beispielen muss daher ein wichtiger Bestandteil schulischen Alltags sein. Anders gewendet: Auf Fakten, die nicht als Beispiele für einen allgemeinen Zusammenhang stehen können, kann man verzichten.

4. **Phasen des Lernens** gibt es aus mehreren Gründen. Erstens ist das Gehirn des Neugeborenen noch sehr unfertig, es entwickelt sich, während es lernt. Damit hängt, zweitens, zusammen, dass frühes Lernen besonders bedeutsam sein kann. Drittens nimmt die Lerngeschwindigkeit mit zunehmendem Alter ab. Und viertens lernt derjenige, der schon etwas kann, ganz anders als jemand, der ganz von vorne anfängt.

Die Gehirnrinde hat die Eigenschaft, regelhafte Erfahrungen landkartenförmig zu organisieren. Damit ist gemeint, dass Neuronen, die auf ähnliche Inputmuster ansprechen, nahe beieinander liegen, und dass Häufiges durch mehr Neuronen repräsentiert wird als Seltenes. Die Entstehung dieser Landkarten erfolgt erfahrungsabhängig. Das Stück Gehirnrinde beispielsweise, das unsere Tastempfindungen verarbeitet, hat viel Platz für Lippen und Hände, wenig dagegen für den Rücken. Der Grund: Da wir viele Tastsignale von den Händen und von den Lippen verarbeiten, sind diese Abschnitte der Körperoberfläche durch wesentlich mehr Nervenzellen im Gehirn vertreten (repräsentiert) als beispielsweise der Rücken, mit dem wir selten relevante Tastempfindungen verarbeiten. Kurz: Wir essen mit Händen und Mund und selten mit dem Rücken, und deswegen (d. h. wegen der Statistik unserer Tastempfindungen) sieht unsere Empfindungslandkarte so aus. Wir wissen mittlerweile, dass es in der Gehirnrinde Dutzende von Karten gibt, die nicht nur für das Tasten, sondern auch für das Sehen und Hören und wahrscheinlich auch für höhere geistige Leistungen wie Sprechen, Denken und Wollen zuständig sind.

Neueste Untersuchungen konnten zeigen, dass die Entstehung der Karten selbst das Signal für deren Verfestigung darstellt (Spitzer 2003d). Erst wenn eine Karte aufgrund der Verarbeitung entsprechender Erfahrungen entstanden ist, sorgt sie für ihre Verfestigung, d. h. sie kann dann noch in geringerem Ausmaß verändert werden. Daraus folgt unmittelbar die besondere Bedeutung der frühen Erfahrungen im Leben eines Menschen: Sie legen fest, wie viel Verarbeitungskapazität (sprich neuronale kortikale Hardware) wofür angelegt wird. Wer als Kind mit dem Gitarren- oder Geigenspiel beginnt (also mit den Fingern der linken Hand sehr oft sehr genau tastet), der hat als Erwachsener im Gehirn einige Zentimeter mehr Platz für die Finger der linken Hand. Am Joystick zerren, dies sei am Rande erwähnt, nützt nichts, denn nur die aufmerksame und zugewandte Verarbeitung von Erfahrungen hinterlässt Spuren im Gehirn.

5. Die Rolle der Emotionen beim Lernen ist kaum zu überschätzen (vgl. Erk & Walter 2000, Spitzer 2001a, b). Wir konnten zeigen, dass neutrales Material in Abhängigkeit davon, in welchem emotionalen Zustand es gelernt wird, in jeweils anderen Bereichen des Gehirns gespeichert wird (Spitzer 2003c). Während das erfolgreiche Einspeichern von Wörtern in positivem emotionalem Kontext im Hippocampus geschieht, speichert der Mandelkern neutrale Wörter in negativem emotionalem Kontext. Ohne Kenntnis des Gehirns könnte man hieraus folgern, z. B. Englisch mit Spaß und Latein mit Angst zu lernen, um auf diese Weise Hippocampus und Mandelkern für das Lernen zu nutzen. Man hätte mehr Platz und schaffte Ordnung. Die Funktionen von Hippocampus und Mandelkern entlarven diese Schlussfolgerung jedoch eindeutig als falsch.

Der Hippocampus speichert Einzelheiten ab, ruft sie nachts wieder auf und transferiert sie innerhalb von Wochen und Monaten in die Gehirnrinde, den „langsamen Lerner", wo sie langfristig gespeichert werden. Die Funktion des Mandelkerns ist es hingegen, bei Abruf von assoziativ in ihm gespeichertem Material den Körper und den Geist auf Kampf und Flucht vorzubereiten. Wird bei Ratten der Mandelkern beidseits operativ zerstört, kann die Ratte zwar noch lernen, sich in einem Irrgarten zurechtzufinden (sie benutzt hierfür ihren Hippocampus), nicht jedoch, sich vor etwas zu fürchten. Zum Fürchten-Lernen braucht man den Mandelkern, bei der Ratte und auch beim Menschen. Ohne Mandelkern kann ein Mensch zwar noch neue Fakten, wie z. B. die Eigenschaften eines lauten Tons, lernen, nicht aber die Angst vor dem Ton. Ohne Hippocampus hingegen ist es umgekehrt, man lernt die Angst, aber nicht die Fakten. Fehlt beides, lernt man gar nichts. Wird der Mandelkern aktiv, steigen Puls und Blutdruck, und die Muskeln spannen sich an: Wir haben Angst und sind auf Kampf oder Flucht vorbereitet – angesichts möglicher Gefahren eine sinnvolle Reaktion. Die Auswirkungen betreffen jedoch nicht nur den Körper, sondern auch den Geist. Kommt der Löwe von links, läuft man nach rechts. Wer in dieser Situation lange fackelt und kreative Problemlösungsstrategien entwirft, lebt nicht lange. Angst produziert also einen kognitiven Stil, der das rasche Ausführen einfacher gelernter Routinen erleichtert und das lockere Assoziieren erschwert. Dies war vor 100 000 Jahren sinnvoll, führt jedoch heutzutage meist zu Problemen. Wer Prüfungsangst hat, der kommt einfach nicht auf die simple, aber etwas Kreativität erfordernde Lösung, die er normalerweise leicht gefunden hätte. Wer unter dauernder Angst lebt, der wird sich leicht in seiner Situation „festfahren", „verrennen", der ist „eingeengt" und kommt „aus seinem gedanklichen Käfig nicht heraus". Unsere Umgangssprache ist voller Metaphern, die den unfreien kognitiven Stil, der sich unter Angst einstellt, beschreiben. Wenn dagegen gerade keine Angst da ist, werden die Gedanken freier, offener und weiter.

Daraus folgt: Was immer an gelerntem Material im Mandelkern landet, wird beim Abruf dafür sorgen, dass eines genau nicht möglich ist: der kreative Umgang mit diesem Material. Daraus wiederum folgt: Wenn wir wollen, dass unsere Kinder und Jugendlichen in der Schule für das Leben lernen, dann muss eines in der Schule stimmen: die emotionale Atmosphäre beim Lernen (vgl. auch Kubesch 2002). Wir wissen damit nicht nur, dass Lernen bei guter Laune am besten funktioniert, sondern sogar, *warum Lernen nur bei guter Laune erfolgen sollte*. Nur dann nämlich kann das Gelernte später zum Problemlösen überhaupt verwendet werden!

6. Hänschen lernt schneller als Hans, und wer meint, dies sei ein Problem der Rentner, der irrt. Betrachten wir hierzu zwei Studien ganz verschiedener Lernprozesse mit ganz ähnlichem Ergebnis. Durchtrennt man einen Nerv, der die Hand versorgt,

kann er wieder zusammengenäht werden, wonach allerdings keineswegs alles gleich wieder wie vorher funktioniert. Denn Nervenfasern können nicht zusammenwachsen. Neue Fasern wachsen vom Punkt der Durchtrennung aus in Richtung Hand und Fingerspitzen entlang der alten Fasern mit einer Geschwindigkeit von etwa einem Millimeter pro Tag. Wenn die nachgewachsenen sensiblen Nervenfasern die Tastkörperchen an der Haut erreichen, ist der Tastsinn allerdings keineswegs repariert, denn die Neuronen in der Gehirnrinde erhalten zwar wieder Impulse, jedoch nicht von den gewohnten Punkten der Körperoberfläche, sondern von irgendwo her, je nachdem, welche Faser gerade weiter gewachsen ist. Interessanterweise kommt es aber dennoch zur völligen Wiederherstellung des Tastsinns. Dies liegt daran, dass die Neuronen anhand des neuen Inputs umlernen. Ein Neuron, das vielleicht früher für den Daumen zuständig war, lernt für die Berührung des kleinen Fingers zuständig zu sein. Dies braucht Zeit, und diese hängt vom Alter des Patienten ab. Waren die Patienten im Alter von zehn Jahren operiert und im Alter von zwölf Jahren untersucht worden, war der Tastsinn praktisch wieder vollständig hergestellt. Waren Verletzung und Operation jedoch einige Jahre später erfolgt, zeigte der zwei Jahre danach durchgeführte Test noch deutliche Einbußen des Tastsinns. Die Kurve der Testergebnisse geht im Teenager-Alter von hundert Prozent hinunter bis zu etwa zehn Prozent. Dies schließt zwar keineswegs aus, dass der Test bei einem 25-Jährigen nach fünf oder zehn Jahren wieder normal ausfallen kann, zeigt jedoch, dass das Umlernen in der Gehirnrinde nicht mehr so rasch erfolgt wie in jüngeren Jahren. Bei über 40-Jährigen ist die durchschnittliche Besserung des Tastsinns zwei Jahre nach der Operation sehr bescheiden.

Fast der gleiche Kurvenverlauf der Abnahme des Lernens im zweiten Lebensjahrzehnt zeigte sich in einem Sprachtest bei

New Yorker Immigranten aus China und Korea. Wer vor dem siebten Lebensjahr ins Land gekommen war, beherrschte Englisch praktisch fehlerfrei. Schon bei mit zwölf Jahren eingewanderten Menschen sitzt die englische Sprache später nicht mehr so gut, und wer mit 17 einwandert, hat sprachlich schlechte Karten.

Obwohl es sich um zwei völlig verschiedene Lernsituationen und -inhalte handelt, ist die Form beider Kurven sehr ähnlich. Beide können als Indiz dafür gewertet werden, dass die Lerngeschwindigkeit in ganz unterschiedlichen Bereichen der menschlichen Gehirnrinde im Laufe des Lebens in ähnlicher Weise abnimmt. Besonders wichtig ist hierbei, dass diese Abnahme nicht erst die 70-Jährigen, sondern bereits die 17-Jährigen betrifft!

7. Das Lernen im Alter gehört zu den gesellschaftlichen Herausforderungen der Zukunft (Spitzer 2001c). Ältere Menschen lernen zwar langsamer als junge, dafür haben sie jedoch bereits sehr viel gelernt und können dieses Wissen dazu einsetzen, neues Wissen zu integrieren. Je mehr man schon weiß, desto besser kann man neue Inhalte mit bereits vorhandenem Wissen verknüpfen. Da Lernen zu einem nicht geringen Teil im Schaffen solcher internen Verbindungen besteht, haben ältere Menschen beim Lernen einen Vorteil! Wissen kann helfen, neues Wissen zu strukturieren, einzuordnen und zu verankern.

Wissen kann aber auch den Blick verstellen, kann regelrecht blind machen für das, was direkt vor unseren Augen liegt. Für ältere Menschen ist es daher wichtig, einerseits offen zu bleiben und andererseits das angesammelte Wissen zum Lernen zu verwenden. Programme beispielsweise zur beruflichen Weiterbildung müssen dies nutzen, um effektiv zu sein. Dies ist nicht leicht zu realisieren, wie die Praxis in vielen Unternehmen zeigt: Sie bringen ihren Mitarbeitern Neuerungen mit der Gieskanne bei: Jeder bekommt genau die gleiche Fortbildung. Dies funktioniert mit jungen Mitarbeitern am besten, mit älteren am schlechtesten, was wiederum gerne als Argument für die Bevorzugung jüngerer Mitarbeiter angeführt wird. Vergessen wird dabei der große Erfahrungsschatz älterer Mitarbeiter, der dann zum Tragen kommt, wenn Selbstständigkeit, Konstruktivität und Problemlösekapazität verlangt sind. Wer schon viele Probleme gelöst hat, kann neu auftauchende Schwierigkeiten besser einordnen. Er hat einen Erfahrungs-Schatz, der nicht ohne Grund so heißt.

Es ist damit klar, dass die Frage, wer es mit dem Lernen leichter hat, die Jüngeren oder die Älteren, gar nicht allgemein zu beantworten ist. Es kommt auf die jeweiligen Sachverhalte und auf die jeweiligen Menschen an. Dass Lernen im Alter nicht erst seit der „Informationsgesellschaft" geschieht und klare Vorteile hat, mag das letzte Beispiel illustrieren.

Die Menschen lebten für Zehntausende von Jahren vom Jagen mit Pfeil und Bogen. Hierfür brauchte man Kraft und Erfahrung. Wovon jedoch hing der Jagderfolg vor allem ab, von der Kraft oder der Erfahrung? Dies wurde bei dem noch heute unter Steinzeitbedingungen lebenden Stamm der Ache in Ostparaguay untersucht. Die Männer erreichen dort mit 24 ihre größte körperliche Stärke, bringen jedoch erst mit Anfang bis Mitte 40 die meiste Beute nach Hause. Ein Wettbewerb im Bogenschießen ergab ebenfalls die gleiche Altersabhängigkeit wie beim Jagderfolg mit einem Anstieg der Treffer bis zu etwa dem 40. Lebensjahr und ein Gleichbleiben für die nächsten zwei Jahrzehnte. Man versuchte sogar, den Mitgliedern des Stammes, die nicht mit der Jagd beschäftigt waren, das Bogenschießen in einer Art sechswöchigem „Crashkurs" beizubringen, jedoch ohne auch nur den geringsten Erfolg. Insgesamt wurde also deutlich, dass es sich mit dem Jagen ähnlich verhält wie mit dem Geige- oder Schachspielen: Man kann es am besten, wenn man etwa zwei Jahrzehnte lang geübt hat. Der vielleicht wichtigste Aspekt dieser Untersuchung ist, dass es um die Bedeutung des lebenslangen Lernens bei Menschen geht, die *unter Steinzeitbedingungen* leben! Es bedarf daher kaum der Erwähnung, dass die Befunde erst recht für Menschen in der heutigen sprichwörtlichen Wissens- bzw. Informationsgesellschaft gelten sollten. Was aber tun wir? Wir entlassen die 50-Jährigen und stellen die 24-Jährigen ein. Bereits in der Steinzeit wäre das ein Fehler gewesen! In der heutigen, auf Wissen und Können basierenden Gesellschaft ist es extrem kurzsichtig und langfristig unverzeihlich (Spitzer 2002b).

9. Der Schluss: Evidence-based Pedagogics. Die Gehirnforschung zeigt nicht nur, dass wir zum Lernen geboren sind und gar nicht anders können als lebenslang zu lernen. Sie zeigt auch Bedingungen glückenden Lernens und Unterschiede des Lernens in verschiedenen Lebensphasen. Sie ermöglicht uns damit ein besseres Selbstverständnis im besten Sinne des Wortes. Es ist an der Zeit, dass wir dieses Verständnis unserer selbst für die Gestaltung von Lernumgebungen bzw. Lernsituationen nutzen.

Wir können es uns einfach nicht länger leisten, die wichtigste Ressource, über die wir ökonomisch verfügen: die Gehirne der Menschen, so zu behandeln, als wüssten wir nichts über deren Funktion!

Ein Modell für die Art, wie Wissensfortschritt in praktisches Handeln umgesetzt werden kann, ist die Medizin, deren gegenwärtig problematische Finanzierbarkeit vielleicht der beste Indikator für ihren Erfolg ist: Jeder will medizinische Versorgung auf höchstem Niveau. Die Medizin hat diesen Stand erreicht, weil sie sich als *evidence-based medicine* von Meinungen (Experte X sagt, dies wird schon helfen) zum wissenschaftlich Bewiesenen bewegt hat (Studie Y zeigt, dies hilft am besten).

Ebenso, wie man in der Medizin zwischen Wirkungsmechanismus und klinischer Wirkung unterscheiden muss, sollte auch in der durch Gehirnforschung informierten Pädagogik zwischen Mechanismen des Lernens einerseits und der Effektivität von Lernprogrammen und -umgebungen andererseits unterschieden werden. Es ist *eine* Sache, zu wissen, in welche biochemischen Stoffwechselwege eine Substanz eingreift, und *eine andere*, zu wissen, bei wie vielen Patienten mit der Erkrankung X die Substanz besser hilft als eine andere oder als ein Placebo. Nicht anders sollte man in der Pädagogik verfahren: Es gilt nicht nur, die Grundlagen von Lernprozessen mit Hilfe der Gehirnforschung aufzuspüren, sondern auch, die sich hieraus ergebenden Schlussfolgerungen auf ihre Anwendbarkeit, Wirksamkeit und vielleicht auch Nebenwirkungen hin „klinisch", d. h. in der Praxis des Lehrens, zu überprüfen. Die Medizin als Wissenschaft lebt von dieser engen Integration von Grundlagenforschung und praktischer Anwendung. Im Handeln zeigt sich, was wirkt und was nicht, welche Theorie taugt und welche nicht, welche Vorgänge wichtig sind und welche randständig. Die Theorie allein zeigt dies nicht.

Es gilt daher, die Bedingungen dafür zu schaffen, dass die Untersuchung der Prozesse des lebenslangen Lernens mit dem Mittel der Gehirnforschung nicht im Bereich der Theorie verbleibt. Aus diesem Grund muss es neben der Grundlagenforschung auch anwendungsortientierte Forschung geben, am besten (wie oft in der Medizin) geleitet von denen, die auch die Grundlagen untersuchen oder zumindest im engen Austausch mit diesen. Es gilt, das heute bereits Machbare auch tatsächlich umzusetzen, um uns allen, von der Wiege bis zur Bahre, besseres Lernen und damit ein besseres Leben zu ermöglichen.

Literatur

Erk, S., H. Walter (2000): Denken mit Gefühl – Der Beitrag von funktioneller Bildgebung und Simulationsexperimenten zur Emotionspsychologie. Nervenheilkunde 19(1), 3–13.

Kubesch, S. (2002): Sportunterricht: Training für Körper und Geist. Nervenheilkunde 21(9), 487–490.

Spitzer, M. (2001a): Besser als gedacht: Lernen, Dopamin und Neuroplastizität. (Geist & Gehirn). Nervenheilkunde 20(7), 417–419.

Spitzer, M. (2001b): Schokolade im Kopf – zur Positronenemissionstomographie des Naschens. (Geist & Gehirn). Nervenheilkunde 20(9), 531–533.

Spitzer, M. (2001c): Die Weisheit des Alters. (Editorial). Nervenheilkunde 20(6), 302–305.

Spitzer, M. (1999): Lernen, Gedächtnis und die Idee der Universität. Nervenheilkunde 18(1), 3–13.

Spitzer, M. (2002a): Der Muster- und Regelgenerator (Geist & Gehirn). Nervenheilkunde 21(6), 326–328.

Spitzer, M. (2002b): Gehirn versus Darm, Erfahrung versus Kraft. (Geist & Gehirn). Nervenheilkunde 21(8), 445–446.

Spitzer, M. (2003a): Entwicklungsneurobiologie höherer geistiger Leistungen. Nervenheilkunde 22(2), 98–103.

Spitzer, M. (2003b): Konsolidierung und Rekonsolidierung: Warum Zeugen unter Amnesie leiden sollten. (Geist & Gehirn). *Nervenheilkunde* 22(1): 54–56.

Spitzer, M. (2003c): Der Mandelkern und die metakognitive Kernkompetenz: Gehirnforschung für die Schule. (Geist & Gehirn). *Nervenheilkunde* 22(1): 216–219.

Spitzer, M. (2003d): Noise und Neuroplastizität:Umweltlärm und Sprachfähigkeit. (Geist & Gehirn). *Nervenheilkunde* 22(5): 278–280.

Spiegelneurone
Nervenzellen für das intuitive Verstehen sowie für Lehren und Lernen

Von Joachim Bauer

Zwischenmenschliche Erfahrungen beeinflussen neuronale Schaltkreise

Die Erforschung des Gehirns hat unser Verständnis der Seele – sowohl ihrer gesunden Funktionen als auch ihrer Störungen – in den letzten Jahren entscheidend vertieft. Zu den bedeutendsten Erkenntnissen der modernen Neurobiologie gehört, dass Umwelterfahrungen, insbesondere Erfahrungen, die wir mit anderen Menschen machen, in unserem Körper biologische Auswirkungen haben. Was wir mit anderen Menschen erleben, hat Einfluss auf die Aktivität unserer Gene und verändert die neuronale Architektur unseres Gehirns. Dass sich die Nervenzellen unseres Gehirns, abhängig von dem, was wir erleben oder tun, permanent neu verschalten, wird mit dem Begriff der Neuro-Plastizität bezeichnet. Psychisches Erleben wurde, insbesondere in der Psychiatrie, über Jahrzehnte hinweg ausschließlich als eine Folge biologischer Ursachen betrachtet. Erst in den letzten Jahren wurde deutlich, dass auch der umgekehrte Weg möglich ist, dass nämlich zwischenmenschliche Beziehungen die Biologie des Gehirns, auch die Biologie des übrigen Körpers, verändern können. Abhängig von unseren Lebenserfahrungen, und hier wiederum vor allem von unseren zwischenmenschlichen Erfahrungen, unterliegen neuronale Verschaltungsmuster unseres Gehirns einem fortlaufenden Umbau.

Gibt es neurobiologische Korrelate für zwischenmenschliche Beziehungen?

Was heißt das eigentlich, dass wir „Erfahrungen mit anderen Menschen" machen? Wenn uns jemand ein Bein stellt und wir stürzen, dann haben wir eine Erfahrung, die wir, weil sie physikalischer Natur ist, mit objektiven Methoden dokumentieren und relativ konkret beschreiben können, indem wir z. B. Schürfwunden und Ähnliches beschreiben, die wir uns zugezogen haben. Was aber findet statt – und wie würden wir die Folgen beschreiben – wenn ein Mensch uns zulächelt oder uns Mut zuspricht, wenn uns jemand liebt oder wenn wir im Stich gelassen werden? Viel mehr als physische Erfahrungen wie im Falle des gestellten Beines sind es psychische Erfahrungen, die unseren Alltag bestimmen.

Wie aber nehmen wir solche Erfahrungen in uns auf? Haben sie überhaupt irgendeinen realen Gehalt? Viele zweifeln, ob zwischenmenschliche Beziehungen etwas Reales sind. Und weil zwischenmenschliche Beziehungen nicht so einfach messbar sind, wurden und werden sie von vielen Menschen, auch von Medizinern, als nicht wirklich bedeutsam angesehen. Viele, auch in der Medizin, respektieren bekanntlich erst dann etwas als real, wenn es sich körperlich nachweisen lässt, wenn es ein organisches, messbares Korrelat gibt. Doch diese skeptische Haltung wird bald nicht mehr zu halten sein. Denn die neuere Forschung macht es heute möglich, neurobiologische Korrelate menschlicher Gefühle und zwischenmenschlicher Beziehungen abzubilden. Spiegel-Nervenzellen, von denen im Weiteren die Rede sein soll, sind ein neurobiologisches Korrelat, welches uns vieles von dem besser verstehen lässt, was wir als „zwischenmenschliche Beziehung" bezeichnen. Doch der Reihe nach.

Zunächst soll kurz rekapituliert werden, was wir bisher an gesichertem Wissen haben über neurobiologische Korrelate, die menschliches Erleben und Verhalten steuern. Beginnen wir mit der Fähigkeit, zielgerichtet zu handeln. Neuronale Programme für zielgerichtete Handlungen befinden sich im Bereich der so genannten motorischen Hirnrinde. Wenn Menschen handeln, ist dies immer auch verbunden mit einem Gefühl für den eigenen Körper. Rückmeldungen über das Befinden unserer Körperoberfläche werden in der so genannten somatosensiblen Hirnrinde registriert. Wahrnehmungen aus dem Inneren unseres Körpers werden im Gehirn in einer Region verarbeitet, die man als Insula bezeichnet. Das Gefühl der Gefahr und die Auslösung von Angstreaktionen wird in Nervenzell-Netzwerken verarbeitet, die ihren Sitz in den Mandelkernen haben, die beidseitig tief im Schläfenbereich verborgen liegen. Wenn wir eine Situation als bedrohlich erleben, schütten Nervenzellen der Mandelkerne an den Enden ihrer Fortsätze den erregenden Botenstoff Glutamat aus. Glutamat aktiviert im Falle einer als gefährlich erlebten Situation dann zwei tiefer liegende Alarmzentren des Gehirns: Zum einen den so genannten Hypothalamus und zum anderen den Hirnstamm.

Im Hypothalamus und Hirnstamm werden dann, unter dem Einfluss des von den Mandelkernen kommenden Glutamats, Stressgene aktiviert und Alarmbotenstoffe freigesetzt, die den gesamten Körper in ein Panikorchester verwandeln können – jeder von uns hat das schon am eigenen Leibe erlebt. Zum Schluss sollte noch eine Hirnregion zur Sprache kommen, die sich als neurobiologisches Korrelat des Selbstgefühls und unserer emotionalen Grundstimmung herausgestellt hat: Diese Region trägt den Namen „Vordere Gürtelwindung" oder „Anteriorer Gyrus Cinguli". Sie liegt etwas abgesenkt in der Längsfurche des Gehirns, welche die linke von der rechten Gehirnhälfte trennt.

Was wir an dieser Stelle zusammenfassen und festhalten sollten, ist Folgendes: Es gibt ein durch neurobiologische Studien erworbenes, gut gesichertes Wissen darüber, welche Nervenzell-Netzwerke im Gehirn tätig werden, wenn wir selbst handeln, wenn wir unseren eigenen Körper spüren oder wenn Emotionen in uns hochsteigen. – Doch wie kommt es von hier aus zu einer zwischenmenschlichen Beziehung?

Unsere eigenen Gefühle sind unsere Sache, und die des anderen Menschen seine, das ergibt noch keine Beziehung. Auch dass wir mit unseren fünf Sinnen den anderen Menschen sehen, hören, spüren können, erfüllt keineswegs die Voraussetzungen für das Entstehen einer Beziehung. Denn sehen, hören, spüren können wir auch einen Stuhl oder einen Schreibtisch, ohne dass sich daraus eine Beziehung ergeben würde. Zu einer Beziehung gehört, dass wir uns in den anderen Menschen einfühlen und dass wir auf das, was wir von seinen inneren Gefühlen wahrnehmen, ein Stück weit eingehen können, dass wir eine Resonanz zeigen. Konkret würde das z. B. bedeuten, dass wir spüren: jemand ist bedrückt; und dass wir darauf mit Anteilnahme reagieren. Oder es freut sich jemand ungemein, weil ihm oder ihr etwas Gutes gelungen ist. Sich in einer solchen Situation mitfreuen zu können und auf diese Freude einzuschwingen, bedeutet Resonanz zu zeigen. Wenn Empathie und Verstehen etwas wäre, bei dem wir uns fortwährend anstrengen und Mühe geben müssten, dann könnten wir sie nur spärlich oder gar nicht aufbringen. Wir können aber beruhigt sein: Wenn wir in unserem Leben selbst ein hinreichendes Maß an Liebe erlebt haben, dann wächst das Einfühlungsvermögen von ganz alleine. Es steht uns dann intuitiv, ohne jede Anstrengung und ohne jedes Nachdenken, zur Verfügung. Intuitive Einfühlung und die spontane Fähigkeit zur emotionalen Resonanz gehören zu dem, was wir für die Gestaltung guter zwischenmenschlicher Beziehungen brauchen.

Warum können Menschen andere Menschen verstehen?

Trotz einer beeindruckenden Ansammlung neurobiologischen Wissens blieb die entscheidende Frage unbeantwortet: Wie ist es – neurobiologisch gesehen – möglich, dass das, was ein Mensch fühlt, von anderen Menschen schnell und spontan erfasst werden kann? Wodurch stellt sich in uns, ohne dass wir uns Mühe geben oder dies in einem langen Reflektionsprozess „ausrechnen" müssen, ein intuitives Wissen darüber ein, was andere Menschen um uns herum fühlen? Warum können wir darauf verzichten, einen Menschen erst in die Röhre eines Kernspintomographen zu legen, um zu wissen, dass er guter Stimmung ist oder dass er Angst hat oder dass er rettungslos verliebt ist? Warum sind wir über die „inneren Zustände" anderer Personen intuitiv informiert, auch ohne dass die Betroffenen uns darüber mündlich Auskunft gegeben oder Fragebögen ausgefüllt haben. Manchmal sind wir sogar entgegen einer anders lautenden mündlichen Auskunft intuitiv richtig informiert: Jemand sagt uns z. B., er sei mit etwas einverstanden, wir aber spüren intuitiv, dass das nicht stimmt. Warum brauchen wir nicht jedesmal eine neurobiologische Studie, um uns als Menschen gegenseitig zu verstehen?

Die Neurobiologie von intuitivem Verstehen und Empathie, diese vielleicht letzte große Frage der Hirnforschung, scheint vor ihrer Aufklärung zu stehen. Grund ist die Entdeckung der so genannten Spiegelnervenzellen. Spiegelneurone wurden mittlerweile in allen Zentren des Gehirns gefunden, in denen Erleben und Verhalten gesteuert werden. Entdeckt wurden sie Anfang der 1990er Jahre dort, wo zielgerichtete Handlungen geplant und gesteuert werden. Nervenzell-Netzwerke, die Handlungen planen und steuern, befinden sich in der motorischen Hirnrinde. Entdeckt wurden die Spiegelzellen von einer Arbeitsgruppe an der Universität Parma in Italien unter Leitung von Giacomo Rizzolatti. Die Forscher beschäftigten sich beim Affen mit Nervenzell-Netzwerken der motorischen Hirnrinde, welche den Plan für zielgerichtete Handlungen des Tieres haben. Eine der vielen Nervenzellen, welche die Forscher mit feinen Messfühlern versehen hatten, „feuerte" z. B. dann – und sie feuerte nur dann! –, wenn der Affe mit seiner Hand nach einer Nuss griff. Was Rizzolatti entdeckte, war nun Folgendes: Er beobachtete handlungssteuernde Nervenzellen, die nicht nur dann aktiv waren, wenn das Tier den Griff nach der Nuss selbst ausführte, sondern auch dann, wenn der Affe zusah, wenn jemand anderes nach der Nuss griff. Giacomo Rizzolatti und seine Mitarbeiter hatten also Nervenzellen entdeckt, die nicht nur eine bestimmte, selbst ausgeführte Handlung steuern konnten, sondern die auch dann aktiv wurden, wenn die gleiche Handlung nur beobachtet wurde. Was ein anderer tut, dem ich beim Handeln zuschaue, führt also in mir, dem Beobachter, zu einer stillen inneren Mitreaktion, als würde ich die Handlung im Stillen selbst ausführen. Nervenzellen dieser Art wurden von Giacomo Rizzolatti als „Spiegel-Nervenzellen" bezeichnet. Im Englischen werden sie „mirror neurons" genannt.

Das Geheimnis der vorausschauenden Intuition

Spiegel-Nervenzellen lassen sich nicht nur beim Affen, sondern auch beim Menschen nachweisen. Wenn Menschen zuschauen, wenn jemand anderes eine zielgerichtete Aktion ausführt, kommt es im Beobachter zu einer stillen Mit-Aktivierung motorischer Nervenzellen, und zwar genau jener Neurone, die in der Lage wären, die beobachtete Handlung selbst zu veranlassen. Die Spiegelnervenzellen versorgen uns durch ihre stille Mit-Reaktion mit einem inneren Wissen über die Bedeutung der Handlung, die wir beobachten. Dieses innere Wissen ist intuitiv, es stellt sich von alleine in uns ein. Wir müssen nichts tun, um die Spiegelneurone in Aktion zu setzen, sie werden von alleine aktiv. Die Spiegelneurone lassen uns aber nicht nur jene Teilabschnitte einer Handlung verstehen, die wir eins zu eins beobachten konnten. Sie lassen uns vielmehr auch dann, wenn wir nur den Anfang einer Handlung sehen konnten, erahnen, was im nächsten Moment kommen wird. Warum ist das so? Motorische Nervenzell-Netzwerke, die den Plan einer bestimmten Handlung kodieren, kodieren die *Gesamtsequenz* dieser Handlung. Wenn motorische Spiegelneurone beim Beobachten einer Handlung mitreagieren, dann tun sie dies, sobald aufgrund der Beobachtung ein hinreichender Anfangsverdacht vorliegt, worauf eine begonnene beobachtete Aktion hinauslaufen wird. Da sie – aufgrund früherer Erfahrungen – den Plan für den *gesamten* Ablauf einer Handlung gespeichert haben, vermitteln Spiegelzellen dem Beobachter also einen vorausschauenden Eindruck davon, was das Ergebnis einer beobachteten Handlung sein wird. Spiegelneurone fahren im miterlebenden Beobachter also nicht nur ein stilles inneres Simulationsprogramm, sondern sie informieren ihn auch über den – aufgrund bisheriger Erfahrungen – wahrscheinlichen Ausgang einer Handlungssequenz.

Zusammengefasst lässt sich also sagen: Spiegelzellen vermitteln uns das, was wir meinen, wenn wir sagen, dass wir das Handeln eines anderen Menschen – intuitiv und ohne langes Nachdenken – verstehen.

Dein Schmerz ist auch mein Schmerz: Zellen für Empathie

Spiegelzellen ermöglichen intuitives Verstehen jedoch nicht nur dann, wenn es um Handlungen geht. Wie Untersuchungen aus jüngerer Zeit zeigen, befinden sich Spiegel- Nervenzellen nicht nur in den handlungssteuernden Netzwerken der motorischen Hirnrinde, sondern auch dort im Gehirn, wo Wahrnehmungen des eigenen Körpers verarbeitet werden. Dies bedeutet: Körperliche Empfindungen eines anderen Menschen, den wir in unserer direkten Umgebung beobachten, können in uns spiegelbildliche Empfindungen wachrufen. Nehmen wir ein konkretes Beispiel, welches durch mehrere Forschergruppen untersucht wurde. Man hat analysiert, was passiert, wenn wir miterleben, dass ein anderer Mensch Schmerzen erleidet. Am eigenen Körper erlebter Schmerz kommt dadurch in unser Bewusstsein, dass Schmerz verarbeitende Nervenzell-Netzwerke unseres Gehirns – die so genannte „Schmerzmatrix" – aktiviert werden. Zu dieser Schmerzmatrix gehören zwei Strukturen des Gehirns, von denen oben bereits die Rede war: Die eine dieser beiden Schmerz verarbeitenden Strukturen ist die sogenannte Insula, in deren Nervenzellen die Empfindungen aus dem Inneren unseres Körpers verarbeitet werden. Die andere Schmerz verarbeitende Struktur ist jener Bereich, in dem unser Selbstgefühl und unsere Grundstimmung sitzen: der vordere Teil der Gürtelwindung, auch Anteriorer Cingulärer Kortex genannt. Mehrere Forschergruppen konnten nun Folgendes zeigen: Insula und vordere Gürtelwindung, beides Zentren der Schmerzverarbeitung, besitzen Nervenzellen, die nicht nur dann feuern, wenn Schmerz am eigenen Körper erlebt wird, sondern auch dann, wenn wir beobachten, wie einem anderen Menschen Schmerz zugefügt wird. Damit ist bewiesen: Auch die Schmerzzentren des Gehirns besitzen Spiegelneurone. – Wir besitzen in unserem Gehirn also Nervenzellen für Mit-Leiden, und d. h.: für Empathie.

Spiegelnervenzellen können unseren inneren Zustand verändern

Am Beispiel des beobachteten Schmerzes wird eine weitere Eigenschaft der Spiegelzellen deutlich: Sie ermöglichen uns nicht nur, einen anderen Menschen zu verstehen. Spiegelneurone haben darüber hinaus eine Tendenz, in uns als dem Beobachter das, was wir beobachten, selbst in Gang zu setzen. Am Beispiel des beobachteten Schmerzes lässt sich dies besonders gut verdeutlichen: Stellen Sie sich vor, Sie sehen zufällig, wie sich jemand anderes aus Versehen einen größeren Holz-Spreißel tief unter den Fingernagel stößt. Die meisten von Ihnen werden mir zustimmen, dass das, was man dabei empfindet, jenem Gefühl des Schmerzes nahe kommt, welches sich eingestellt hätte, wenn wir selbst das Opfer gewesen wären. Vermutlich wird bei manchen schon alleine die Tatsache, dass sie diese Zeilen gelesen haben, ein Gefühl des Schmerzes ausgelöst haben. Das zeigt uns übrigens, ganz nebenbei gesagt, dass die Sprache einen besonderen, privilegierten Zugang zum System der Spiegelneurone hat. Worauf es uns an dieser Stelle aber ankommt, ist Folgendes: Etwas bei einem anderen Menschen mitzuerleben, kann unseren eigenen inneren Zustand, ja unser körperliches Befinden verändern. Ähnlich wie beim Schmerz, so konnten Untersuchungen z. B. nachweisen, dass die Brechreiz erzeugenden Zentren unseres Gehirns dadurch aktiviert werden können, dass wir jemand anderen beobachten, der Ekel und Brechreiz empfindet. Zusammenhänge dieser Art, wie sie durch Spiegelzellen vermittelt werden, lassen uns vieles neu verstehen, was wir an Krankheitsbildern in der psychosomatischen Medizin sehen.

Spiegelneurone: Die „Eintrittskarte" des Kindes in die Welt

Die Fähigkeit der Spiegelzellen, beim einen Menschen spiegelbildlich etwas in Gang zu setzen, was in einem anderen gerade vor sich geht, spielt eine überragende Rolle, wenn es in der Zeit unmittelbar nach der Geburt darum geht, dass das Neugeborene und seine Mutter oder seine Hauptbezugspersonen miteinander in Kontakt kommen. Spiegelneurone begünstigen eine unbewusste bzw. spontane Tendenz, das zu imitieren, was wir sehen. Beim Kleinkind zeigt sich diese Tendenz noch ganz ungebremst. Dass wir bereits bei der Geburt eine Grundausstattung von Spiegelzellen haben, ergibt sich aus Untersuchungen, die vom amerikanischen Säuglingsforscher Andrew Meltzoff durchgeführt wurden. Meltzoff konnte schon vor längerer Zeit zeigen, dass Säuglinge bereits kurz nach der Geburt automatisch dazu tendieren, bestimmte ihnen gezeigte Gesichtsausdrücke spontan zu imitieren.

Diese Beobachtungen lassen sichtbar werden, was Spiegelneurone am Anfang des Lebens bedeuten: Sie sind das neuronale Format für eine frühe, basale Form der Kommunikation und für eine erste wechselseitige soziale Einstimmung. Ohne das durch Spiegelzellen vermittelte Imitationsverhalten könnte es zwischen Säugling und Umwelt keine Kommunikation geben. Es könnte dann auch kein frühes intuitives Gefühl zwischenmenschlicher Verbundenheit entstehen. Die Tendenz, gesehenes Verhalten zu imitieren, bleibt auch im Erwachsenenalter erhalten, wenn auch in weniger auffälliger Art und Weise. Auch wir Erwachsenen zeigen, dies lässt sich auch in Studien sehr schön nachweisen, eine unbewusste Tendenz, Gesichtszüge, Stimmungen und Körperhaltungen unseres Gegenübers unwillkürlich zu imitieren. Spiegelneurone sind es auch, die dafür verantwortlich sind, dass wir Aufgaben um so besser ausführen können, je häufiger wir zunächst beobachten können, wie sie ausgeführt werden.

„Use it or lose it": Spiegelzellen müssen „eingeübt" werden

Die bei Geburt vorhandene genetische Grundausstattung an Spiegelneuronen bedeutet keinesfalls, dass die Fähigkeit, andere Menschen zu verstehen, angeboren ist. Eine neurobiologische Grundregel lautet, dass neuronale Schaltkreise benützt werden müssen, um in Funktion bleiben zu können. Die amerikanische Neurobiologie hat den Satz geprägt: „use it or lose it", d. h.: Nervenzell-Netzwerke müssen benutzt werden, um sich zu entwickeln und um intakt zu bleiben. Wie kommt es zur Benutzung und Einübung der Spiegelsysteme, die der Säugling bei seiner Geburt zur Verfügung hat? Spiegel-Nervenzellen des Säuglings werden dadurch in Aktion versetzt, dass Säuglinge und Kleinkinder liebevolle Anteilnahme und Zuwendung erleben. Um seine Spiegelsysteme entwickeln zu können, braucht der Säugling in den ersten beiden Lebensjahren eine individuelle, ganz auf ihn persönlich abgestimmte Zuwendung. Krippen und Kindertagesstätten können in dieser frühen Phase nicht ersetzen, was nur durch konstante Bezugspersonen – in der Regel durch die Eltern – geleistet werden kann. Auch über die weitere Kindheit hinweg bleibt der junge Mensch auf spiegelnde, empathische Rückmeldungen angewiesen. Die zurückgespiegelten Resonanzen, die das Kind von seinen Bezugspersonen erlebt, sind das „Trainingsprogramm" für die Spiegelsysteme des Kindes. Erfahrungen dieser Art haben entscheidenden Einfluss darauf, dass das Kind eine eigene Empathiefähigkeit entwickeln kann. Die Summe der Resonanzen, die das Kind von seinen Bezugspersonen erhält, leistet auch einen Beitrag zur Selbst- und Identitätsbildung des Kindes. Von Andrew Meltzoff, dem bereits erwähnten amerikanischen Säuglingsforscher, stammt der Satz: „Being mirrored involves a message about oneself", zu deutsch: Von anderen etwas zurückgespiegelt zu bekommen, beinhaltet eine Botschaft darüber, wer ich selbst bin.

Die pädagogischen Konsequenzen

Aus dem bisher Gesagten ist schon in Umrissen deutlich geworden, welch große Bedeutung die Spiegelzellen auch für das
Lehren und Lernen in der Schule haben. Dort sollte es eben
nicht um die bloße Vermittlung von Fachwissen: Der Schüler
ist kein Nürnberger Trichter, erst recht kein wandelnder Akten-
ordner, und der Lehrer kein blutleeres Wissenslexikon. Auch im
schulischen Unterricht haben wir es in erster Linie mit der
sinnvollen Gestaltung von menschlichen Beziehungen zu tun.
Gerade das macht den Lehrerberuf letztlich ja auch so span-
nend und anstrengend. Ein guter Lehrer versteht es, in seiner
Klasse eine Atmosphäre aufzubauen, in der Beziehungen gelingen, in der Lernen Spaß macht, in der die Schüler motiviert
werden, weil sie merken, dass sie ernst genommen werden
und dass man an ihr kreatives Potential glaubt. Die Möglichkeit
zur gelungenen sozialen Interaktion basiert auf der Funktion
der Spiegelneurone: Der Lehrer vermag sich in die Schüler hi-
neinzuversetzen, er erkennt ihre Motive und Anliegen, er erkennt das darin liegende Motivationspotential. Gleichzeitig
müssen Lehrkräfte führen und deutlich machen, wohin sie im
Unterricht wollen. Nur bei Lehrern, welche die Balance zwischen Verstehen und Führen richtig beherrschen, zeigen Schüler Resonanz und reagieren ihrerseits mit Anerkennung und
Lernbereitschaft. Emotionale und soziale Aspekte des Lernens
spielen eine mindestens ebenso wichtige Rolle für das Schul-
geschehen wie die intellektuell-kognitiven.

Aus der Funktion und Wirkungsweise der Spiegelzellen ergibt sich auch ein pädagogisch-didaktisches Plädoyer für das
vieldiskutierte „Lernen am Modell". Spiegelneurone beziehen
sich auf das Verstehen von Handlungsstrukturen; man beobachtet eine Handlung und kann diese mittels der Spiegelzellen nachvollziehen und intuitiv erfassen. Wir können deshalb

Aufgaben umso besser ausführen, je häufiger wir zunächst beobachten können, wie sie ausgeführt werden. Eine jüngst unter Beteiligung der Düsseldorfer Neurobiologen Zilles und Freund durchgeführte Studie konnte klar nachweisen: Spiegelneurone sind die neurobiologische Basis für das „Lernen am Modell". Kinder, auch Schüler, brauchen daher die persönliche Beziehung und das persönliche Vorbild des Pädagogen. Dieser muss persönlich anwesend und erlebbar sein, Lerninhalte bedürfen der persönlichen Vermittlung. Untersuchungen haben gezeigt, dass die Spiegelzellen „ausgeschaltet" sind, wenn man – anstatt eines handelnden Menschen – Handlungen eines Roboters oder Apparats beobachtet. Aus beidem folgt, dass das exemplarische Zeigen und Vormachen, das Erläutern und Wiederholen, die persönliche Ansprache der Schüler, das persönliche Engagement des Lehrers wichtige Komponenten der pädagogischen Arbeit sind.

Weil der Mensch am effektivsten lernt, indem er Handlungen nachvollzieht, ergänzt oder korrigiert, sollten schulische Lernprozesse in erster Linie an nachvollziehbaren Zielen und Zwecken orientiert sein und eine Einbettung der Lerngegenstände in die unmittelbare Erfahrungswirklichkeit der Schüler ermöglichen.

Die Neurobiologie bestätigt also alte reformpädagogische Einsichten und zugleich moderne Intersubjektivitätstheorien. Es wurde bereits angesprochen: Das Kind erwirbt nur im Zusammenspiel mit anderen Menschen Kompetenzen, die es ihm später erlauben, ein autonomes starkes Individuum zu werden. Auch als Jugendlicher und Erwachsener ist man auf die Reaktionen des Lehrers, des Partners, der Freunde und Arbeitskollegen angewiesen. Es geht dabei um das Prinzip der Anerkennung, das etwa für den Frankfurter Soziologen Axel Honneth im Bildungsprozess des Menschen eine übergeordnete Rolle spielt, weil – so Honneth – jede Kognition auf der Emotion basiert, auf dem Gefühl der Verbundenheit mit der Bezugsperson. Die Spiegelzellen sind maßgeblich an diesem Prozess der Interaktion beteiligt, mit ihrer Hilfe arbeiten Lehrer und Schüler in einem gemeinsamen Resonanzraum, der wiederum eine produktive anregende Unterrichtssituation ermöglicht.

Wenn man weiß, wie die Spiegelneurone menschliche Beziehungen modellieren, hilft das den Pädagogen bei der täglichen Arbeit, und es hilft vor allen Dingen auch bei der Lösung von sozialen und psychischen Problemen, die sich immer dann ergeben, wenn es Eltern und dem Lehrer nicht gelingt, eine sinnvolle Beziehung zu gestalten. Chronisches Scheitern der Beziehungsgestaltung führt zu gesundheitlichen Belastungen. Eine von uns selbst durchgeführte neue Studie weist nach: Von rund 400 Lehrern zeigen 20 Prozent stressbedingte Gesundheitsstörungen. Schulische Lehrkräfte brauchen also mehr Beziehungskompetenz. Anderseits gilt aber auch: Lehrer, die es mit lustlosen Schülern zu tun haben, deren Eltern die Zusammenarbeit mit der Schule verweigern und „die Lehrer" pauschal herabsetzen, können im Unterricht keine Resonanz erzeugen. Damit die innerschulische Beziehungsgestaltung gelingt, bedarf es also nicht nur schulischer Lehrkräfte, die über ein hohes Maß an Beziehungskompetenz verfügen, sondern auch der Eltern, die mit der Schule und den Lehrkräften kooperieren und die ihren Kindern deutlich machen, welches einmalige Bildungsangebot der „Lebensraum Schule" darstellt.

Spiegelungsvorgänge in der Psychotherapie

Bedeutung haben die Spiegelzellen für die Psychotherapie. Die Fähigkeit, Empfindungen, Motive und Absichten anderer intuitiv verstehen zu können, wird als die Fähigkeit zur „Theory of

Mind" bezeichnet. „Theory of Mind" heißt: Sich vorstellen zu können, was im anderen vor sich geht. Ohne emotionale Resonanzvorgänge, wie sie die Spiegel-Nervenzellen möglich machen, gäbe es keine „Theory of Mind".

Die Fähigkeit, fühlen zu können, was andere Menschen bewegt, was sie beschäftigt, bedrückt oder was sie sich insgeheim wünschen, ist ein zentrales Thema in der Psychotherapie. Wenn es um das Einfühlungsvermögen des Patienten geht, dann kann das Problem sowohl in einem „Zu wenig" als auch in einem „Zu viel" der emotionalen Spiegelungsfähigkeit liegen. Menschen mit einem Defizit bei Einfühlung und intuitiver Wahrnehmung berichten, dass sie sich anderen gegenüber oft fremd fühlen, dass sie schlecht emotionalen Kontakt zu anderen Menschen finden. Solche Menschen tun sich nicht nur beim Spüren der Gefühle anderer schwer, sondern auch im Verhältnis zur eigenen Emotionalität. Demgegenüber scheinen andere Patienten an einem „Zu viel" an Einfühlung zu leiden: Sie berichten, dass sie sich regelmäßig in Beziehungen wiederfinden, in denen das Sich-Einfühlen nur von ihnen, nicht aber vom Partner geleistet wird. In solchen Beziehungen ist also die Aufgabe, die Bedürfnisse des jeweils anderen Partners zu verstehen und sich darauf einzustimmen, zwischen den Partnern offenbar schlecht balanciert: Einer der beiden Partner ist in der emotionalen Geberposition, ohne selbst etwas für sich zu empfangen. Solche Imbalancen können Menschen krank machen.

Die Frage einer angemessenen und gut balancierten emotionalen Resonanzfähigkeit stellt sich jedoch nicht nur für den Patienten. Psychotherapeutinnen und -therapeuten können dem Patienten nur dann wirklich helfen, wenn sie über eine eigene intuitive Wahrnehmung verfügen, mit der sie die innere Situation der Patientin bzw. des Patienten „lesen" können. Um seinen Patienten zu verstehen, muss der Therapeut die innere Resonanz wahrnehmen, die der Patient in ihm auslöst. Die innere Resonanz lässt den Therapeuten spüren, was den Patienten bewegt, welche Wünsche, Ängste oder sonstigen Gefühle ihn beseelen. Die im Therapeuten ausgelöste Spiegelung geht jedoch über die rein verstehende Einfühlungsarbeit hinaus: Der Therapeut spürt auch ein Stück dessen, was der Patient selbst noch nicht fühlen kann, z. B. weil Ängste, Verbote oder traumatische Erfahrungen dies unmöglich gemacht haben. Auch hier spielen die Spiegelsysteme eine entscheidende Rolle. Auf Seiten des Therapeuten kommt es also auf ein „ergänzendes" Einfühlungsvermögen an, welches im Therapeuten eine Ahnung davon erzeugt, wohin sich der Patient gerne entwickeln möchte. Nur so kann der Psychotherapeut mit dem Patienten eine Entwicklung fördern, an deren Ende der Patient ganz der sein kann, der er ist.

Zusammengefasst lässt sich festhalten: Im Therapeuten kommt es im Verlauf einer Therapie zu einer inneren Resonanz, die ihm die Gefühle des Patienten anzeigen. Dazu muss die Emotionalität des Therapeuten aber so beschaffen sein, dass sie vom Patienten in Resonanz versetzt werden kann. Wenn die Emotionalität des Therapeuten eingeengt oder durch eigene Ängste beeinträchtigt ist, dann kann der Therapeut dem Patienten keinen therapeutischen Resonanzboden bieten. Ein guter Therapeut sollte also mit seinen eigenen Gefühlen im Reinen sein und eine gut entfaltete eigene Emotionalität haben. Dies macht deutlich, warum es von überragender Bedeutung ist, dass Therapeuten während ihrer Ausbildung – im Rahmen einer Selbsterfahrungs- oder Lehr-Therapie – ihre eigenen Gefühle „in Ordnung" gebracht haben. Bedauerlich ist, dass wir in vielen Teilen der Medizin, auch in der Psychiatrie, eine Medizin praktizieren, in der wir darauf verzichten, zum Patienten eine Vertrauensbeziehung aufzubauen und die Krankheit des Patienten vor dem Hintergrund seiner Lebenssituation zu verstehen. Stattdessen beschränkt sich die Medizin heute weithin auf apparative und medikamentöse Maßnahmen. Die psychosomatische Medizin bildet hiervon glücklicher Weise eine der wenigen Ausnahmen. Um so alarmierender, wenn Psychiater neuerdings ihre Abschaffung fordern.

Spiegelnervenzellen in vielen Lebenslagen: Vom Flirt bis zum philosophischen Disput

Durch Spiegelneurone vermittelte Prozesse spielen in vielen Bereichen eine Rolle. Auf vieles konnte hier nicht eingegangen werden: z. B., dass uns die Spiegelsysteme helfen werden, das Problem des Autismus besser zu verstehen. Was Kinder in Medien sehen, hat Folgen. Kinder, die einen hohen Konsum an Medien haben, in denen Gewalt zur Darstellung kommt, entwickeln Verhaltensstörungen und haben Lernschwierigkeiten. Eine besonders verheerende Rolle spielen Gewaltvideos und die so genannten Ego-Shooter-Spiele, auch Killer-Spiele genannt. Darauf, welche Rolle die Spiegelzellen hier spielen, kann an dieser Stelle nicht eingegangen werden – auch nicht auf die bedeutende Rolle, welche die Spiegelneurone beim Flirt und bei der Liebe spielen. – Sogar die Philosophie hat neuerdings ihr Interesse an den Spiegelneuronen entdeckt. Warum? Weil sie die neurobiologische Bestätigung dessen sind, was Vertreter der Philosophie schon länger vermutet haben: dass nämlich intuitive Verstehensprozesse nur dann möglich sind, wenn es beim Menschen zu einem stillen inneren Nachspielen, also zu einer inneren Simulation dessen kommt, was im anderen vorgeht. Aus neurobiologischer Sicht lässt sich heute in der Tat sagen, dass die Philosophen mit dieser Annahme wieder einmal Recht gehabt haben.

Weiterführende Literatur

Bauer, J. (2004): Das Gedächtnis des Körpers. Wie Beziehungen und Lebensstile unsere Gene steuern. München: Piper.

Bauer, J. (2005): Warum ich fühle, was du fühlst. Intuitive Kommunikation und das Geheimnis der Spiegelneurone. Hamburg: Hoffman und Campe.

Bauer, J. (2006): Prinzip Menschlichkeit. Warum wir von Natur aus kooperieren. Hamburg: Hoffmann und Campe (erscheint September 2006).

Möglichkeiten und Grenzen von Wissensvermittlung und Wissenserwerb
Erklärungsansätze aus Lernpsychologie und Hirnforschung

Von Gerhard Roth

Eingangsbemerkung

Dass Lehren und Lernen schwierig sind und häufig zu Misserfolgen führen, weiß jeder. Warum dies so ist, darüber gehen die Ansichten weit auseinander, was man nach PISA tagtäglich vorgeführt bekommt. Für die einen sind es die unfähigen und unwilligen Lehrer, die an allem schuld sind, für die anderen die ebenso unwilligen Schüler oder die sich aus jeder Verantwortung ziehenden Eltern, und für alle sind es in jedem Fall die Bildungspolitiker.

Ich möchte mich hier nicht in die lange Schlange der Kritiker einreihen. Vielmehr möchte ich im Folgenden zeigen, dass Lehren und Lernen aus inhärenten Gründen *grundsätzlich* schwierig sind. Ich will dies aufgrund der neuen Erkenntnisse der Kognitions- und Emotionspsychologie und der Hirnforschung tun. Ich möchte eines – dreimal unterstrichen – betonen: Nichts von dem, was ich vortragen werde, ist einem guten Pädagogen inhaltlich neu. Der Erkenntnisfortschritt besteht vielmehr darin, dass man inzwischen besser zeigen kann, warum das funktioniert, was ein guter Pädagoge tut, und das nicht, was ein schlechter tut. Nur so können bessere Konzepte des Lehrens und Lernens entwickelt werden, und die meisten Experten sind sich inzwischen darin einig, dass die gegenwärtigen Konzepte schlecht sind. Aus diesen Erkenntnissen kann eine neue Pädagogik entstehen, aber dies kann im Wesentlichen nur von den Pädagogen selbst geleistet werden. Die Hirnforschung kann Hilfestellung leisten, aber die Pädagogik nicht ersetzen.

Informationsverarbeitung – ein falsches Konzept

Konzepte der Pädagogik und Didaktik greifen in aller Regel Vorstellungen aus Wissenschaftsdisziplinen auf, die sich mit Wahrnehmung, Lernen, Gedächtnisbildung und Motivation beschäftigten. Das erfolgreichste solcher Konzepte ist das in der kognitiven Psychologie entwickelte Modell der *Informationsverarbeitung* (vgl. Anderson, 1996).

Das Grundkonzept hierbei lautet: Der Lehrer sendet sprachlich verfasste bedeutungshafte Informationen aus, die in das informationsverarbeitende System des Schülers eindringen, dort in ihrer Bedeutung entschlüsselt, mit Vorwissen verbunden und nach bestimmten Denkregeln verarbeitet werden, um dann als Wissen im Langzeitgedächtnis abgelegt und von dort gegebenenfalls, z. B. in einer Prüfung, abgefragt zu werden. Lernen wird hier als *Instruktion*, als Verarbeitung und Abspeichern des angebotenen Wissens aufgefasst, und es gilt dann nur, die hierbei beteiligten Mechanismen zu optimieren. Ich will demgegenüber zwei Behauptungen aufstellen, die überraschend klingen, aber neuro- und kognitionswissenschaftlich gut belegt werden können:
– Wissen kann nicht übertragen werden; es muss im Gehirn eines jeden Lernenden neu geschaffen werden.
– Wissensaneignung beruht auf Rahmenbedingungen und wird durch Faktoren gesteuert, die unbewusst ablaufen und deshalb nur schwer beeinflussbar sind.

Wir haben im alltäglichen Leben das unabweisliche Gefühl, dass in der Kommunikation zwischen den Teilnehmern sprachliche Bedeutungen ausgetauscht werden. Eine bloße Aneinanderreihung sinnloser Laute und Zeichen würden wir nicht als Kommunikation und Wissensaustausch ansehen. Und doch trifft es zu, dass dasjenige, was der Sprecher oder Schreibende produziert und an das Ohr des Zuhörers und in das Auge des Lesers dringt, lediglich physikalische Ereignisse (Schalldruckwellen, Verteilungen dunkler Konturen auf hellem Hintergrund) sind, die als solche überhaupt *keine Bedeutung* haben. Ein Angehöriger einer fremden Volksgruppe stößt Laute aus, und ich habe keine Ahnung, welche Bedeutung sie haben, ob es sich überhaupt um Worte handelt und nicht um affektive oder musikalisch-rhythmische Äußerungen. In antiken Ausgrabungsstätten finden wir Zeichen und wissen oft lange Zeit nicht, ob diese Zeichen Zufallsprodukte, Ornamente oder Schriftzeichen darstellen. Wer des Lesens unkundig ist, wird Buchstaben kaum von Fliegendreck unterscheiden können.

Die Erklärung hierfür liegt klar auf der Hand: Damit physikalische Ereignisse *überhaupt* als bedeutungstragende Zeichen, als Sprachsymbole, erkannt werden können, muss das Gehirn des Empfängers über ein entsprechendes Vorwissen verfügen, d. h. es müssen *Bedeutungskontexte* vorhanden sein, die den Zeichen ihre Bedeutung verleihen. Bedeutungen können somit gar nicht vom Lehrenden auf den Lernenden übertragen, sondern müssen vom Gehirn des Lernenden konstruiert werden. Dabei ist wichtig zu beachten, dass die meisten Konstruktionen von Bedeutung in unserem Gehirn hochautomatisiert und völlig unbewusst ablaufen, und selbst wenn sie bewusst erlebt werden, sind sie in aller Regel nicht unserem Willen unterlegen.

Ein konkretes Beispiel: Wenn ein Lehrer zu seinen Schülern

spricht, so produziert er Schalldruckwellen, die an das Innenohr und schließlich – in Nervenimpulse umgewandelt – in das Gehirn der Schüler eindringen. Dort werden sie im Bruchteil einer Sekunde einer komplizierten Analyse nach Frequenzen, Amplituden und zeitlichen Beziehungen der Schwingungen und Schwingungsüberlagerungen unterzogen und dann als menschliche Sprachlaute identifiziert. Danach werden sie sofort in Hirnzentren gelenkt, die angeborenermaßen für menschliche Sprache zuständig sind, nämlich in das Wernicke- und das Broca-Areal. Hier werden nacheinander Phoneme und Phonemgruppen, primäre Wortbedeutungen, syntax- und grammatikabhängige Wortbedeutungen (linke Hirnrinde) sowie Sprachmelodie und affektiv-emotionale Bestandteile der Sprache (rechte Hirnrinde) analysiert.

Jedes als Wort, Wortgruppe und Satz identifizierte Ereignis wird – für uns unbewusst – dann mit Inhalten des Sprachgedächtnisses verglichen, und es werden diejenigen bereits vorhandenen Bedeutungen aktiviert oder neu zusammengestellt, die den größten Sinn ergeben. Hierbei wird meist auch der weitergehende Bedeutungs- und Handlungskontext einbezogen. In Fällen, in denen der Bedeutungs- und Handlungskontext eindeutig ist, mag diese Bedeutungskonstruktion blitzschnell gehen. Der Chef steht mit hochrotem Kopf vor dem Mitarbeiter und schreit „raus!". Da braucht das Gehirn des Mitarbeiters nicht viel zu konstruieren, was das Gegenüber meint. Bei langen gelehrten Vorträgen von Kollegen hingegen fragt man sich häufig: „Was meint er? Worauf will er hinaus? Was ist überhaupt das Problem?", weil im Zuhörer das nötige Vorwissen und der Bedeutungskontext nicht klar sind, der im Gehirn des Kollegen herrschten, als er seine Sätze formulierte.

Existieren ein bestimmtes Vorwissen und ein bestimmter Bedeutungskontext nicht im Gehirn des Hörers oder Lesers, so findet keine Bedeutungskonstruktion statt oder zumindest nicht die, welche der Sprecher intendierte. Nur in dem Maße, in dem zufällig oder durch Einübung dasselbe Vorwissen und derselbe Bedeutungskontext in den Gehirnen des Sprechers und des Zuhörers, des Lehrenden und des Lernenden herrschen, entstehen auch ungefähr dieselben Bedeutungen. Da diese Bedeutungskonstruktionen meist völlig unbewusst vonstatten gehen und wir sie entsprechend nicht wahrnehmen, haben wir die Illusion, die dann bewusst wahrgenommenen Sprachbedeutungen kämen direkt vom Sprecher und Kommunikation sei die Übertragung von Bedeutungen.

Das limbische System

Die unbewusst ablaufenden Prozesse der Bedeutungs- oder Wissenskonstruktion sind von vielen Faktoren abhängig, von denen die meisten durch ein System vermittelt werden, das in der kognitiven Psychologie lange Zeit überhaupt nicht existierte, nämlich das limbische System. Dieses System vermittelt Affekte, Gefühle und Motivation und ist auf diese Weise einer der Hauptkontrolleure des Lernerfolgs.

Die wichtigsten Anteile des limbischen Systems sollen hier nur stichwortartig erläutert werden (ausführlich in Roth, 2003). *Limbische Teile der Großhirnrinde (präfrontaler, orbitofrontaler und cingulärer Kortex)* sind die Ebenen der bewussten Emotionen und Motive, der bewussten kognitiven Leistungen, der Fehlerkontrolle, Risikoeinschätzung und der Handlungs- und Impulskontrolle. Die *Hippocampus-Formation i.w.S.* ist der Organisator des deklarativen, d. h. bewusstseinsfähigen Gedächtnisses (episodisches Gedächtnis, Faktengedächtnis, Vertrautheitsgedächtnis). Hier wird festgelegt, was in welchen Netzwerken der Großhirnrinde und in welchem Kontext in welcher Weise abgespeichert wird. Die *Amygdala* (Mandelkern) ist Ort der unbewussten emotionalen Konditionierung, insbesondere der Vermittlung negativer Gefühle (Stress, Furcht). Das *mesolimbische System* (ventrales tegmentales Areal, Nucleus accumbens) ist Ort der Belohnung durch hirneigene Opiate sowie der „Inaussichtstellung" von Belohnung durch die Ausschüttung von Dopamin. Die *neuromodulatorischen Systeme* steuern über die Ausschüttung bestimmter Neurotransmitter Aufmerksamkeit, Motivation, Interesse und Lernfähigkeit durch die Neuromodulatoren Noradrenalin (allgemeine Aufmerksamkeit, Erregung, Stress), Dopamin (Antrieb, Neugier, Belohnungserwartung), Serotonin (Dämpfung, Beruhigung, Wohlgefühl) und Acetylcholin (gezielte Aufmerksamkeit, Lernförderung). Diese neuromodulatorischen Systeme stehen ihrerseits unter Kontrolle der Amygdala, des mesolimbischen Systems, des Hippocampus und des limbischen Kortex und wirken ihrerseits auf sie ein.

Die genannten limbischen Zentren bilden das *zentrale Bewertungssystem* unseres Gehirns. Dieses System bewertet alles, was durch uns und mit uns geschieht, danach, ob es gut/vorteilhaft/lustvoll war und entsprechend wiederholt werden sollte, oder schlecht/nachteilig/schmerzhaft und entsprechend zu meiden ist. Es legt diese Bewertungen im *emotionalen Erfahrungsgedächtnis* nieder, das weitgehend unbewusst arbeitet. In jeder Situation wird vom limbischen System geprüft, ob diese Situation bereits bekannt ist bzw. einer früheren sehr ähnelt, und welche Erfahrungen wir damit gemacht haben. Dabei kommen die *Details* der Geschehnisse nicht aus den limbischen Zentren im engeren Sinne selbst, sondern werden über das deklarative Gedächtnis vom Hippocampus hinzugefügt.

Dieses System entscheidet insofern grundlegend über den Lernerfolg, als es bei jeder Lernsituation fragt: „Was spricht dafür, dass Hinhören, Lernen, Üben usw. sich tatsächlich lohnen?" Dies geschieht überwiegend aufgrund der vergangenen, meist unbewusst wirkenden Erfolgs- und Misserfolgserfahrungen. Kommt das System zu einem positiven Ergebnis, so werden über die genannten neuromodulatorischen Systeme in der Großhirnrinde vorhandene Wissens-Netzwerke so umgestaltet, dass neues Wissen entsteht. Entscheidend hierbei sind Geschwindigkeit und Ausmaß, mit denen passende Gedächtnisinhalte abgerufen und kombiniert und damit neue Wissens-Netzwerke geschaffen werden.

Faktoren, die beim Lehren und Lernen eine wichtige Rolle spielen

Lehren und Lernen werden von einer ganzen Reihe sehr unterschiedlicher Faktoren bestimmt. Hierzu gehören vor allem:
– die Motiviertheit und Glaubhaftigkeit des Lehrenden
– die individuellen kognitiven und emotionalen Lernvoraussetzungen der Schüler
– die allgemeine Motiviertheit und Lernbereitschaft der Schüler
– die spezielle Motiviertheit der Schüler für einen bestimmten Stoff, Vorwissen und der aktuelle emotionale Zustand
– der spezifische Lehr- und Lernkontext

1. Die Motiviertheit und Glaubhaftigkeit des Lehrenden
Emotionspsychologen und Neuropsychologen haben herausgefunden, dass zu Beginn einer jeden Begegnung und eines jeden Gesprächs die Glaubhaftigkeit des Partners eingeschätzt wird (zusammenfassend dazu Roth, 2003). Dies geschieht innerhalb weniger Sekunden völlig unbewusst über eine Analyse des Gesichtsausdrucks (besonders Augen- und Mundstellung), der Tönung der Stimme (Prosodie) und der Körperhaltung. Beteiligt hieran sind vor allem die Amygdala und der insuläre Kortex (besonders rechtsseitig) sowie der rechte temporal-parietale

Kortex (Gesichterwahrnehmung) und der orbitofrontale Kortex. Unbewusst wahrgenommener emotional gesteuerter Körpergeruch, der Furcht und Unsicherheit vermittelt, könnte ebenfalls eine Rolle spielen; auch dies wird in der Amygdala verarbeitet.

In der Lernsituation ist dies genauso. Schüler stellen schnell und zumindest im ersten Schritt unbewusst fest, ob der Lehrer motiviert ist, seinen Stoff beherrscht und sich mit dem Gesagten identifiziert. Dem Lehrer sind die von ihm ausgesandten Signale meist nicht bewusst, und er kann sie deshalb nicht oder nur nach großem Training willentlich steuern (manche Schauspieler und Demagogen scheinen dies zu können). Wenn also ein in vielen Jahren des Lehrerdaseins ermüdeter, unmotivierter Lehrer Wissensinhalte vorträgt, von denen er selbst nicht weiß, ob sie überhaupt noch zutreffen, so ist dies in den Gehirnen der Schüler die direkte Aufforderung zum Weghören.

2. Die individuellen kognitiven und emotionalen Lernvoraussetzungen der Schüler

Lernen ist ein aktiver Prozess der Bedeutungserzeugung, und dieser Prozess läuft in einzelnen Gehirnen viel unterschiedlicher ab, als wir alle wahrhaben wollen. Jeder weiß, dass es krasse Unterschiede in den Gedächtnisleistungen gibt (Markowitsch, 2002). Der eine kann 200 Telefonnummern und sonstige Zahlenkombinationen auswendig aufsagen, kann sich aber Namen nicht gut merken oder verirrt sich häufig, hat also ein schlechtes räumliches Gedächtnis. Bei anderen ist es genau umgekehrt. Diese Unterschiede sind hochgradig genetisch bedingt und lassen sich nur in engen Grenzen und meist durch Anwendung von so genannten Eselsbrücken verbessern. Diese funktionieren nach dem Prinzip, dass Gedächtnisleistungen, in denen eine Person gut ist (z. B. räumliche Orientierung oder bildliche Vorstellungskraft), mit solchen Gedächtnisleistungen gekoppelt werden, in denen diese Person schlecht ist (z. B. Zahlengedächtnis). So kann man es lernen, Ziffern mit einfachen Bildern automatisch zu verbinden, und sich somit viel leichter Zahlenkombinationen merken. Ebenso gibt es krasse Unterschiede in spezifischen Lernbegabungen: Der eine ist sehr gut in Mathematik, mäßig gut in Sprachen und schlecht in bildender Kunst, und auch hier ist mit Übung nur wenig zu machen. Ebenso gibt es unterschiedliche Lernstile: Der eine lernt am besten durch Zuhören, der andere muss etwas gelesen haben, der dritte das Ganze zu Hause noch einmal überdenken usw. Verursacht wird dies durch die Tatsache, dass Lernfähigkeit und Gedächtnis hochgradig modular (d. h. in viele Schubladen gegliedert) organisiert sind, und dass die Leistungsfähigkeit dieser Module individuell stark variiert.

Dies bedeutet, dass der gute Lehrer eigentlich den Lern- und Gedächtnisstil eines jeden seiner Schüler genau kennen müsste, um seine Tätigkeit daran optimal anzupassen – eine in der Schulrealität fast unlösbare Aufgabe. Immerhin könnte der Lehrer einen bestimmten Stoff vielgestaltiger als üblich präsentieren, z. B. sowohl sprachlich als auch bildhaft-anschaulich und schließlich in Frage und Antwort und somit zumindest die Haupttypen des Lernens ansprechen. Immerhin wäre schon ein genaueres Wissen darüber, wie stark Lern- und Gedächtnisstile inter-individuell variieren, sehr hilfreich. Viele scheinbare Lernschwierigkeiten von Schülern beruhen darauf, dass in der Schule in aller Regel ein bestimmter Wissensvermittlungstyp, nämlich derjenige des sprachlich vermittelten Lernens, dominiert, der keineswegs allen Schülern „liegt".

Neben diesen hochgradig genetisch determinierten und daher wenig veränderbaren Faktoren gibt es Einflüsse auf den Lernerfolg, die vorgeburtlich oder frühkindlich festgelegt werden und dann fast ebenso schwer zu beeinflussen sind. Dies betrifft vor allem das bereits erwähnte System der Neuromodulatoren, das die allgemeine Aktivität und Aufmerksamkeit regelt und durch Neuromodulatoren wie Dopamin (anregend, antreibend), Serotonin (dämpfend) und Acetylcholin (aufmerksamkeitssteuernd) sowie eine Reihe von Neuropeptiden charakterisiert ist. Dieses System bestimmt die allgemeine Fähigkeit, Dinge und Geschehnisse der Umwelt in ihrer Bedeutung erfassen zu können, und es liegt auch der allgemeinen Lernfähigkeit und Lernbereitschaft zugrunde. Es bildet sich vornehmlich in der frühen Mutter-Kind-Beziehung aus und ermöglicht es dem Säugling und Kleinkind, die Gefühle und Intentionen der Mutter zu erfassen und danach das eigene Ich auszubilden, Impulskontrolle einzuüben und die Grundzüge sozialer Interaktion und des Einfühlungsvermögens *(Empathie)* auszubilden.

Entwicklungsdefizite können genetisch bedingt oder durch vorgeburtliche, geburtliche oder nachgeburtliche Schädigungen hervorgerufen sein, aber auch durch Defizite im mütterlichen Fürsorgeverhalten, die wiederum zum Teil auf Defizite im Gehirn der Mutter zurückzuführen sind (Eliot, 2001). Diese können zu dem inzwischen vieldiskutierten „Aufmerksamkeitsdefizit- und Hyperaktivitäts-Syndrom" (ADHS) führen (Krause, 2000; Laucht, 2001). Kleinkinder mit diesem Syndrom – so genannte Schrei-Babys – weisen später häufig schwere Störungen des familiären, schulischen und sozialen Verhaltens auf bis hin zu gewalttätigem und soziopathischem Verhalten. Manche Experten vermuten, dass ADHS inzwischen zu einer „Volksseuche" geworden ist, und führen die häufig festgestellten Lernstörungen der Schüler hierauf zurück. Dies ist aber umstritten. Sollte dies so sein, so wären hier Maßnahmen zu treffen, die weit über den schulischen Bereich in den der Eltern-Kind-Beziehungen und des Struktur- und Bedeutungswandels der Familie hineinreichen.

3. Die allgemeine Motiviertheit und Lernbereitschaft der Schüler

Wie bereits erwähnt, existiert im Gehirn ein System, das vor jeder Situation, in der eine Person etwas tun soll, prüft, ob das verlangte Verhalten eine Belohnung verspricht (bzw. Unlust vermeiden hilft). Im vorliegenden Fall heißt dies, dass die *Lernsituation* dem Schüler in irgendeiner Weise attraktiv erscheinen muss. Hierüber wird die allgemeine Lernbereitschaft gesteuert, und zwar über Aufmerksamkeit und die Ausschüttung spezifischer lernfördernder Stoffe wie Noradrenalin und Acetylcholin. Das Gehirn des Schülers entwickelt im Zusammenhang mit schulischem Lernen schnell *Belohnungserwartungen*, die erfüllt oder enttäuscht werden können. Dies bedeutet, dass ein Kind bei seinen Eltern und der weiteren Umgebung früh die Erfahrung machen muss, dass Lernen etwas Schönes und Nützliches ist. Dies drückt sich dann in generell erhöhter Lernbereitschaft und Motiviertheit aus. Werden Lernen und Schule früh als mühselig und lästig empfunden oder „heruntergemacht", so muss man sich nicht wundern, dass sich bei den Kindern erst gar keine Lernmotivation einstellt.

Ebenso ist ein leichter, anregender Stress generell lernfördernd. Hierbei wird im Gehirn der Neuromodulator Dopamin ausgeschüttet, der in geringen Dosen das Gehirn allgemein aufnahmebereit macht. In den Augen der Verhaltensphysiologen und Lernpsychologen ist es deshalb nachteilig, wenn Lernen zu entspannt und „kuschelig" ist und ohne jegliche Anstrengung auf niedrigstem Niveau passiert. *Lernen muss als positive Anstrengung empfunden werden.* Starker Stress hingegen, verbunden mit Versagensangst und Bedrohtheitsgefühl gegenüber dem Lehrenden, führt zu starker Hemmung des Lernerfolges (hierzu Roth, 2003). Das Gehirn stellt über ein spezielles „Monitor-System" (cingulärer Kortex) auch fest, wenn eine Belohnung (z. B. in Form eines Lobes) verdient oder unverdient war, und stellt sich sofort hierauf ein. Es muss klare Regeln der Bewertung des Lernerfolges geben, die der Schüler nachvollziehen kann.

4. Die spezielle Motiviertheit der Schüler für einen bestimmten Stoff, Vorwissen und der aktuelle emotionale Zustand

Interesse und Motiviertheit drücken sich im Aktivierungsgrad des noradrenergen Systems, das die allgemeine Aufmerksamkeit erhöht (leichter Erwartungsstress), des dopaminergen Systems (Neugier, Belohnungserwartung) und des cholinergen Systems (gezielte Aufmerksamkeit, Konzentration) aus. Diese Systeme machen die Großhirnrinde und den Hippocampus bereit zum Lernen und fördern die Verankerung des Wissensstoffes im Langzeitgedächtnis. Wie dies genau passiert, ist nicht bekannt. Bekannt ist hingegen, dass die Stärke des emotionalen Zustandes, den der Schüler als Interesse, Begeisterung, Gefesseltsein empfindet, mit der Gedächtnisleistung positiv korreliert.

Was den Schüler im Einzelnen interessiert, kann – wie bereits erwähnt – außerordentlich unterschiedlich sein. Dieses spezielle Lerninteresse kann genetisch determiniert, frühkindlich festgelegt oder später erworben sein. Jeder von uns weiß: Was einen brennend interessiert, das lernt man „im Fluge", während das, was einen nicht fesselt, schwer zu lernen ist.

Das Wissensgedächtnis hat sehr viele Module oder „Schubladen", die im Prinzip zwar unabhängig voneinander arbeiten können, aber miteinander verbunden sind (Markowitsch, 2002). Dabei werden unterschiedliche Aspekte eines bestimmten Lerninhalts (Personen, Geschehnisse, Objekte, Orte, Namen, Farben, der emotionale Zustand, die Neuigkeit usw.) in unterschiedlichen Schubladen abgelegt, aber diese unterschiedlichen Aspekte bleiben untereinander verbunden und bilden ein Bedeutungsfeld. Entsprechend gilt: In je mehr Gedächtnis-Schubladen ein Inhalt parallel abgelegt ist, desto besser ist die Erinnerbarkeit, denn das Abrufen eines bestimmten Aspektes befördert die Erinnerung anderer Aspekte und schließlich des gesamten Wissensinhalts. Je mehr Wissensinhalte einer bestimmten Kategorie bereits vorhanden sind, desto besser ist die Anschlussfähigkeit. Deshalb ist es ratsam, Dinge im ersten Schritt anschaulich und alltagsnah darzustellen, so dass die Kinder sich etwas dabei vorstellen können. Das ist nicht nur unterhaltsam, sondern erhöht auch die Anschlussfähigkeit der neuen Inhalte an die bereits vorhandenen.

In diesem Zusammenhang erklärt sich die Alltagsweisheit: „Aller Anfang ist schwer!" Dinge, die für den Lernenden neu, d. h. nicht anschlussfähig sind, fallen durch die Gedächtnisnetze hindurch, weil sie nirgendwo Brücken zu bereits vorhandenem Wissen bilden können. Sie werden dann zu einem mühsam gelegten Bodensatz, aus dem dann erste Bedeutungs-Netzwerke werden können. Gibt es hingegen schon weit ausgebreitete Gedächtnisnetzwerke, so wird jeder neue Inhalt schnell und gut abrufbar verankert.

Die problematischste Lehr- und Lernmethode ist das *Pauken*, d. h. das simple Auswendiglernen. Hierbei werden Gedächtnisnetzwerke durch bloße Wiederholung von Inhalten ausgebildet. Dies klappt immer, und zwar auch dann, wenn weder Lerninteresse noch Vorwissen vorhanden sind. In diesem Zusammenhang ist Pauken sogar notwendig. Pauken und Auswendiglernen haben aber einen entscheidenden Nachteil, dass sie nämlich eine Variante des *impliziten Lernens* darstellen und nicht des semantischen, d. h. inhaltlich bedeutsamen Lernens. Man beherrscht eine bestimmte motorische Fertigkeit (Fertigkeitslernen, z. B. Fahrradfahren, Klavierspielen, Instrumente bedienen), aber man versteht nicht, *wie* es funktioniert, und diese Fähigkeit ist – anders als inhaltliches Wissen – nicht auf andere Gebiete übertragbar. So kann man Wissen mechanisch erwerben und anwenden, Lehrbuchinhalte auswendig lernen, aber man hat sie dann nicht semantisch, d. h. in ihrer Bedeutung erfasst und kann nicht mit ihnen weiterarbeiten. So sagt dann der Lehrer: Das hast du doch einfach auswendig gelernt und nicht kapiert, was es bedeutet!

Am wichtigsten ist also das Gegenteil von Pauken, nämlich das selbstständige Durchdringen des Stoffes. Dies bedeutet im Gedächtnis, dass bei der Konsolidierung der entsprechenden Gedächtnisinhalte Verbindungen zu anderen Wissensschubladen hergestellt und sogar neue Schubladen angelegt werden, in denen das Wissen abstrahiert, systematisiert und damit viel leichter auf andere Fälle übertragbar wird. Intelligenz ist zum großen Teil angeboren, Expertenwissen kann man sich anpauken, klug wird man nur durch hochgradige Vernetzung des eigenen Wissens.

5. Der spezifische Lehr- und Lernkontext

Der Lernerfolg hängt nicht nur vom Grad des Vorwissens, der Aufmerksamkeit und des Interesses ab, sondern auch vom Kontext, in dem Lernen stattfindet. Die moderne Gedächtnisforschung zeigt, dass bei jedem Inhalt, der als solcher gelernt wird, auch mitgelernt wird, *wer* diesen Inhalt vermittelt (Quellengedächtnis) und wann und wo das Lernen (Orts- und Zeitgedächtnis) stattfindet (Schacter, 1996). Dieser Kontext ist mitentscheidend für den Lernerfolg und wird zusammen mit dem Wissensinhalt abgespeichert. Entsprechend kann schon der Lernkontext (Person, Zeit, Ort) förderlich oder hinderlich für das Abrufen eines Wissensinhaltes sein. Lerninhalte, die in schäbigen Klassenzimmern, in einer konfliktträchtigen und furchteinflößenden Umgebung von lustlosen Lehrern vermittelt werden, haben deshalb eine geringe Chance, dauerhaft im Gedächtnis verankert zu werden.

Die genannten Faktoren wirken im Gehirn des Lernenden nachhaltig auf den Lernerfolg ein. Obwohl sie jedem guten Lehrer bekannt sind, ist das Wissen hierüber bisher kaum in fundierte Lehr- und Lernkonzepte eingegangen. Der Grund hierfür ist, dass sie auch in der Lernpsychologie noch keineswegs wirklich ernst genommen werden, denn sie betreffen überwiegend unbewusste Prozesse im Gehirn, und sich mit Gehirnprozessen und dann auch noch mit unbewussten befassen zu müssen, ist vielen Psychologen noch fremd. Es wird offenbar als eine Art Beleidigung des Menschen angesehen, der sich von allen (anderen) Tieren durch Vernunft und Verstand auszeichnet.

Dennoch ist es so, dass wir keinen direkten, willentlichen Einfluss auf den Lernerfolg haben, weder auf den eigenen noch den unserer Schüler, sondern jede Einflussmöglichkeit geht nur über die Beeinflussung der *Rahmenbedingungen* des Lehrens und Lernens. Weder kann der Lehrer sagen: Das lernt ihr jetzt gefälligst!, noch kann der Schüler beschließen: Das behalte ich jetzt. Einige der genannten Faktoren wie genetische und frühkindlich erworbene Lerndispositionen und Motivationen sind vom Lehrer überhaupt nicht mehr zu beeinflussen. Bei anderen aber ist dies durchaus der Fall, was zum Beispiel die Glaubhaftigkeit des Lehrers, die Herstellung einer günstigen Lernsituation, die Kombination von Anforderungsniveau, Motivierung und Rückmeldung über Erfolg und Misserfolg und schließlich auch die Lernumgebung angeht. Lernunwilligkeit eines Schülers ist demnach nicht in erster Linie das Ergebnis bösen Willens, sondern das Resultat von Lernhemmnissen, auf die der Schüler selbst keinen aktuellen Einfluss hat, die aber mittel- und langfristig geändert werden können.

Weiterführende Literatur

Anderson, J. R. (1996): Kognitive Psychologie. Heidelberg, Berlin, Oxford: Spektrum Akademischer Verlag, 2. Auflage.

Eliot, L. (2001): Was geht da drinnen vor? Die Gehirnentwicklung in den ersten fünf Lebensjahren. Berlin: Berlin Verlag.

Hemford, B. u. L. Konieczny (2002): Sätze und Texte verstehen und produzieren. In: Müsseler, J. u. W. Prinz (Hg.): Allgemeine Psychologie. Heidelberg: Spektrum Akademischer Verlag, S. 589–642.

Krause, K.-H., S. Dresel u. J. Krause (2000): Neurobiologie der Aufmerksamkeitsdefizit-/Hyperaktivitätsstörung. Psycho 26: 199–208.

Laucht, M. (2001): Antisoziales Verhalten im Jugendalter: Entstehungsbedingungen und Verlaufsformen. Z. Kinder- und Jugendpsychiatrie und Psychotherapie 29: 297–311.

Markowitsch, H.-J. (2002): Dem Gedächtnis auf der Spur. Vom Erinnern und Vergessen. Darmstadt: Wissenschaftliche Buchgesellschaft.

Roth, G. (2003): Fühlen, Denken, Handeln. Frankfurt: Suhrkamp.

Schacter, D. L. (1996): Searching for Memory. The Brain, the Mind, and the Past. New York: Basic Books.

Wie lernen Kinder?

Voraussetzungen für gelingende Bildungsprozesse aus neurobiologischer Sicht

Von Gerald Hüther

Kindergehirne sind formbarer – und deshalb auch verformbarer –, als selbst die Hirnforscher noch bis vor wenigen Jahren geglaubt hatten. Keine andere Spezies kommt mit einem derart offenen, lernfähigen und durch eigene Erfahrungen in seiner weiteren Entwicklung und strukturellen Ausreifung gestaltbaren Gehirn zur Welt wie der Mensch. Nirgendwo im Tierreich sind die Nachkommen beim Erlernen dessen, was für ihr Überleben wichtig ist, so sehr und über einen vergleichbar langen Zeitraum auf Fürsorge und Schutz, Unterstützung und Lenkung durch die Erwachsenen angewiesen, und bei keiner anderen Art ist die Hirnentwicklung in solch hohem Ausmaß von der emotionalen, sozialen und intellektuellen Kompetenz der erwachsenen Bezugspersonen abhängig wie beim Menschen.

Diese erwachsenen Bezugspersonen haben einen entscheidenden Einfluss darauf, wie und wofür ein Kind sein Gehirn benutzt und damit auch darauf, welche Verschaltungen zwischen den Milliarden Nervenzellen besonders gut gebahnt und stabilisiert und welche nur unzureichend entwickelt und ausgeformt werden können.

Von Anfang an, auch schon vor der Geburt, werden die sich im Gehirn herausbildenden Nervenzellverschaltungen durch eigene Erfahrungen nutzungsabhängig strukturiert. Jedes Kind kommt mit zwei wichtigen Grunderfahrungen auf die Welt, die fest in seinem Gehirn verankert sind: Das ist einerseits die

Erfahrung engster, vertrauter Verbundenheit und andererseits die Erfahrung, aus dieser Sicherheit bietenden Verbundenheit heraus immer wieder neu über sich hinauswachsen zu können. Das aus diesen beiden Erfahrungen entstehende Vertrauen bildet die Grundlage für die enorme Offenheit und Lernfähigkeit, Entdeckerfreude und Gestaltungslust, mit der sich alle Kinder auf den Weg machen. Wenn dieser Schatz der frühen Kindheit allmählich verkümmert oder ganz verloren geht, so liegt das nicht am Gehirn, sondern an der Unzulänglichkeit der von uns für unsere Kinder geschaffenen Lebenswelt, einer Welt, in der Kinder leider noch immer solche Erfahrungen machen müssen, die die Entfaltung der in ihnen und in ihrem Gehirn angelegten Möglichkeiten behindern.

Die Herausbildung komplexer Verschaltungen im kindlichen Gehirn kann nicht gelingen

- wenn Kinder in einer Welt aufwachsen, in der die Aneignung von Wissen und Bildung keinen Wert besitzt (Spaßgesellschaft),
- wenn Kinder keine Gelegenheit bekommen, sich aktiv an der Gestaltung der Welt zu beteiligen (passiver Medienkonsum),
- wenn Kinder keine Freiräume mehr finden, um ihre eigene Kreativität spielerisch zu entdecken (Funktionalisierung),
- wenn Kinder mit Reizen überflutet, verunsichert und verängstigt werden (Überreizung),
- wenn Kinder daran gehindert werden, eigene Erfahrungen bei der Bewältigung von Schwierigkeiten und Problemen zu machen (Verwöhnung),
- wenn Kinder keine Anregungen erfahren und mit ihren spezifischen Bedürfnissen und Wünschen nicht wahrgenommen werden (Vernachlässigung).

Die wichtigsten Dinge im Leben lernen Kinder aus den Erfahrungen, die sie im Zusammenleben mit anderen machen. Ihre allerersten Erfahrungen sammeln Kinder bereits vor der Geburt im Mutterleib. Sie spüren das Schaukeln, schmecken das Fruchtwasser, hören den Herzschlag der Mutter und die Geräusche, die von außen in ihre kleine geschützte Welt vordringen: die Stimme der Mutter, auch die des Vaters, die Lieder, die sie singen, und die Musik, die von ihnen gehört wird. All das kennt jedes Kind bereits, wenn es auf die Welt kommt, und es lässt sich deshalb auch durch all das beruhigen, was ihm schon vertraut ist – durch das Schaukeln, die Wärme, die Stimme, ja sogar durch den Geruch der Mutter und den Geschmack der Muttermilch. So lautet die erste und wohl auch wichtigste Erfahrung, die jedes Kind (und auch jede Mutter sowie mancher Vater) bei der Geburt macht: Es gibt Probleme im Leben, aber die sind (mit Hilfe anderer) lösbar.

Kinder bleiben noch lange auf die Hilfe der Eltern angewiesen. All das, worauf es im späteren Leben ankommt, müssen sie erst noch lernen. Ihnen dabei die richtigen Hilfestellungen zu geben, ist für Eltern heutzutage nicht mehr so leicht wie noch zu Urgroßmutters Zeiten. Damals reichte es noch fürs Leben, wenn man als Kind dreierlei möglichst gut gelernt hatte: Gehorsam zu sein, seine Aufgaben zu erledigen und nicht allzu viel nachzudenken. Um ihre Kinder für dieses Leben fit zu machen, mussten sich Eltern, Erzieher und Lehrer nicht allzu sehr anstrengen. Es kam lediglich darauf an, ihnen möglichst früh den Spaß am Lernen und die Freude am Entdecken und Ausprobieren zu verderben, je gründlicher, desto besser. Das Wissen darüber, wie man das macht, wird offenbar auch in unserer Gesellschaft – ähnlich wie bei den Kaninchen – von Generation zu Generation überliefert. Aber die Welt, in die Kinder heute hineinwachsen, hat sich inzwischen (glücklicherweise) verändert.

Eltern, die ihren Kindern helfen wollen, sich in dieser bunten und offenen Welt zurechtzufinden, haben ein Problem. Sie müssen versuchen, ihren Kindern genau das mit auf den Weg zu geben, was vielen von ihnen selbst bereits während ihrer eigenen Kindheit abhanden gekommen ist: die Freude am Lernen, die Lust am Entdecken und die Begeisterung am eigenen Gestalten. Was ihnen bei der Lösung dieses Problems helfen kann, ist ein forschender Blick auf die eigenen Kinder, so lange die ihre Lust, Freude und Begeisterung noch nicht verloren haben. Diese Kinder sind der lebendige Beweis für die Richtigkeit all jener neuen Erkenntnisse, die nun auch die Hirnforscher und Entwicklungspsychologen gewonnen haben, seitdem sie endlich danach zu suchen begonnen haben, was Kinder eigentlich brauchen, um ihre angeborene Lust am Lernen nicht zu verlieren.

Weshalb Kinder so gut lernen können

Kinder sind so neugierig, so begeisterungsfähig und so offen für alles, was es in der Welt zu erleben gibt, wie nie wieder im späteren Leben. Ihr Gehirn ist zum Zeitpunkt der Geburt noch sehr unfertig. Nur die zum Überleben unbedingt erforderlichen Verschaltungen und Netzwerke in den älteren Regionen sind zum Zeitpunkt der Geburt bereits gut ausgebildet. Sie steuern all das, was zur Aufrechterhaltung der inneren Ordnung des Körpers notwendig ist, also auch all jene Reaktionen, die immer dann in Gang gesetzt werden, wenn es zu Störungen dieser inneren Ordnung kommt. Auch bestimmte, bereits im Mutterleib gemachte Erfahrungen, ebenso wie einige angeborene Reflexe sind bereits in Form bestimmter Verschaltungsmuster im Gehirn abgespeichert. Alles andere – und das ist so gut wie alles, worauf es im späteren Leben ankommt – muss erst noch hinzugelernt und als neue Erfahrung im Gehirn abgespeichert werden. Das Großhirn, genauer die Großhirnrinde ist derjenige Hirnbereich, in dem dieses neue Wissen in Form bestimmter Beziehungsmuster zwischen den Nervenzellen verankert wird. Es verdreifacht sein Volumen im ersten Lebensjahr und dehnt sich auch später noch erheblich aus, aber nicht deshalb, weil dort noch weitere Nervenzellen gebildet werden, sondern weil diese zum Zeitpunkt der Geburt bereits vorhandenen Nervenzellen ein dichtes Gestrüpp von Fortsätzen ausbilden und sich mit den Enden ihrer Fortsätze auf vielfältige Weise miteinander verbinden. Dieser durch genetische Programme gesteuerte Prozess führt dazu, dass in den einzelnen Bereichen dieser Großhirnrinde ein riesiges Überangebot an Nervenzellverbindungen und -kontakten entsteht. Weil das kindliche Gehirn (oder das genetische Programm, das dessen Entwicklung steuert) nicht „wissen kann", worauf es später im Leben einmal ankommt und welche Verbindungen wirklich gebraucht werden, wird also zunächst erst einmal ein großer Überschuss an Verschaltungen bereitgestellt. Stabilisiert und erhalten bleiben davon aber nur diejenigen, die auch wirklich benutzt und gebraucht werden. Der Rest wird einfach wieder abgebaut. Das Ganze funktioniert fast so wie ein neu eröffnetes Kaufhaus, in dem anfangs ein möglichst großes Spektrum an unterschiedlichen Waren angeboten wird. Wie das später tatsächlich vertriebene und bereitgehaltene Warensortiment aber aussieht, hängt davon ab, was von den Kunden in dieser Gegend besonders gebraucht und daher besonders häufig gekauft wird.

Woher die Lust am Lernen kommt

Nicht nur die Fähigkeit, ständig Neues hinzuzulernen, sondern auch diese Lust, immer wieder Neues zu entdecken, bringen Kinder mit auf die Welt. Auch sie ergibt sich aus dem Umstand, dass das kindliche Gehirn für die nutzungsabhängige Herausformung bestimmter Verschaltungsmuster auf ein möglichst breites Spektrum unterschiedlichster Anregungen angewiesen ist. Die besten Anregungen für noch zu knüpfende bzw. zu stabilisierende Verschaltungen im Gehirn sind diejenigen, die das Kind von innen, also aus sich selbst heraus, entwickelt. Diese vom Kind selbst in Gang gesetzte Suche nach Neuem hat gegenüber allen von außen an das Kind herangetragenen Anregungen einen entscheidenden Vorteil: Weil das Kind auf der Grundlage seiner bisher bereits erlernten und im Hirn verankerten Fähigkeiten und Fertigkeiten selbst darüber bestimmt, was es an Neuem sucht und was es interessiert, können die unter diesen Bedingungen gemachten Lernerfahrungen besonders gut an das bereits vorhandene Wissen angeknüpft, können also die im Hirn bereits entstandenen Verschaltungsmuster besonders gut erweitert und ergänzt werden. Immer dann, wenn sich ein Kind auf die Suche macht und dabei etwas findet, das ein kleines bisschen mehr ist als das, was vorher schon da war, geht es ihm genauso wie jedem Erwachsenen – es freut sich. So lange ein Kind noch mit der Suche nach etwas beschäftigt ist, herrscht in seinem Gehirn eine gewisse Unruhe, eine Erregung und Spannung. Die wird durch das Erfolgserlebnis plötzlich aufgelöst; und immer dann, wenn im Hirn aus Durcheinander Ordnung, aus Erregung Beruhigung wird, entsteht ein Gefühl von Wohlbehagen und Zufriedenheit. Je größer die anfängliche Aufregung war, desto größer wird die Freude sein, die auch schon ein Kind empfindet, wenn nun wieder alles „passt". Dann bekommt es umso größere Lust, sich erneut auf die Suche zu machen.

Unter diesen Bedingungen wird im Gehirn immer auch eine Gruppe von Nervenzellen erregt und setzt an den Enden ihrer langen Fortsätze bestimmte Botenstoffe frei, die auch dann abgegeben werden, wenn Drogensüchtige Kokain oder Heroin einnehmen. Das lässt erahnen, wie groß dieses Lustgefühl werden kann, das Kinder empfinden, wenn sie sich immer wieder erfolgreich auf den Weg machen, um die Welt zu entdecken. Da es für kleine Kinder in der für sie noch sehr fremden Welt unendlich viel Neues zu entdecken und in ihren Erfahrungsschatz einzuordnen gibt, wird ihre Lernlust normalerweise nur durch die Phasen der Erschöpfung unterbrochen, die sich zwangsläufig immer wieder einstellen und auch einstellen müssen, damit all das, was sie in der Wachphase gelernt und entdeckt haben, im Traumschlaf noch einmal durchgearbeitet, stabilisiert und mit all den anderen bereits vorhandenen inneren Mustern im Hirn verbunden werden kann.

Wie „innere Bilder" im Gehirn entstehen

Das kindliche Gehirn arbeitet bereits nach demselben Prinzip wie das eines Erwachsenen. All das, was ein Kind bisher über seine Sinnesorgane wahrgenommen und über sich, seinen Körper und die äußere Welt erfahren hat, ist in Form bestimmter Aktivierungs- und Verschaltungsmuster von Nervenzellen in seinem Gehirn als inneres Bild, als innere Repräsentanz verankert worden, manches davon schon vor der Geburt. Jede neue Wahrnehmung, jeder neue Duft und jede neue Berührung, jedes Geräusch und jeder neue Sinneseindruck erzeugt im Gehirn ein Aktivierungsmuster, ein „Wahrnehmungsbild". Das Gehirn versucht nun, ein bereits vorhandenes Nervenzell-Verschaltungsmuster zu aktivieren (ein „Erinnerungsbild"), das irgendwie zu dem durch die neue sinnliche Wahrnehmung entstandenen Aktivierungsmuster passt. Stimmen beide Bilder (das vorhandene Erinnerungsbild und das neue Wahrnehmungsbild) völlig überein, so wird der neue Eindruck als bekannt abgetan und entsprechend (routinemäßig) beantwortet.

Kann keinerlei Überlappung zwischen dem neuen und irgendeinem bereits vorhandenen Bild hergestellt werden, so passiert gar nichts. Das neue Wahrnehmungsbild wird gewissermaßen als ein nicht zu den bisherigen Erfahrungen passendes Trugbild verworfen. Interessant wird es immer nur dann, wenn das aus der Erinnerung abgerufene Erinnerungsbild zumindest teilweise zu dem neuen Wahrnehmungsbild passt. Dann wird das alte Muster so lange geöffnet, erweitert und umgestaltet, bis das durch die neue Wahrnehmung entstandene Aktivierungsmuster in das nun modifizierte Erinnerungsbild integriert werden kann. Das wird dann als erweitertes inneres Erwartungsbild festgehalten und für künftige Wahrnehmungen zum Abgleich erneut abgerufen. Ein Mensch, nicht nur ein Kind, nimmt also nie alles wahr, was ihm angeboten wird, sondern nur das, was irgendwie zu seinen Vorstellungen und Erwartungen (also zu seinen bisher gemachten Erfahrungen) passt.

Bereits im Mutterleib macht das ungeborene Kind erste Erfahrungen, die in seinem Gehirn dazu führen, dass die Nervenzellen bestimmte Verschaltungsmuster ausbilden. Diese werden später als innere Repräsentanzen, als „Erinnerungsbilder" benutzt, um sich in der Welt zurechtzufinden. Auch alle Säugetiere, ja sogar Vogelküken im Ei machen schon Erfahrungen, die im Hirn verankert werden, bevor sie auf die Welt kommen. Bei Hühner- oder Entenküken ist das gut zu beobachten. Bevor sie schlüpfen, „unterhalten" sie sich bereits mit ihrer Mutter. Sie piepsen aus dem geschlossenen Ei heraus und die Mutter antwortet ihnen. Wenn sie auf die Welt kommen, erkennen sie ihre Mutter schon an der Stimme. Bei Singvögeln, z. B. bei den Nachtigallen, reift später, wenn die kleinen Vögel noch im Nest sitzen, das so genannte Gesangszentrum in ihrem Hirn aus. Hier bilden die Nervenzellen zunächst ein dichtes Netz an Vernetzungen und Verschaltungen aus. Immer dann, wenn der

Vater in der Nähe des Nestes seine Lieder singt, entsteht in diesem Wirrwarr von Verschaltungen ein durch das Hören des Liedes ausgelöstes, ganz bestimmtes Aktivierungsmuster. Je häufiger das geschieht, desto fester werden die dabei aktivierten Nervenzellverschaltungen miteinander verbunden, und je komplexer der Gesang ausfällt, desto komplexer können die auf diese Weise stabilisierten inneren Repräsentanzen herausgeformt werden. Alle anderen, nicht benutzten Verschaltungen werden wieder abgebaut. Im nächsten Jahr singt der Sohn dann (fast) genauso wie der Vater. Dieser bezaubernde Gesang der Nachtigallen wird also nicht durch genetische Programme vererbt, sondern muss von Generation zu Generation immer wieder neu erlernt werden. Angeboren ist nur die Fähigkeit, ihn als kleiner Vogel erlernen und als „inneres Bild" im Gesangszentrum verankern zu können. Gelänge es den Nachtigall-Eltern nicht, ihren über viele Generationen entwickelten komplizierten Gesang als Kulturleistung an ihre Nachkommen weiterzugeben, so wäre genau das, was die Nachtigallen ausmacht, schnell verschwunden. Nicht anders verhält es sich mit jenen Fähigkeiten und Fertigkeiten, die unsere Kinder von uns, den Erwachsenen, lernen müssen, damit all das, was wir an Kulturleistung bisher entwickelt haben, nicht verloren geht. Selbst den aufrechten Gang und die Sprache müssen sie sich erst anhand der Vorbilder, die wir ihnen bieten, in einem komplizierten Prozess aneignen. Im Verlauf dieses Prozesses lernt jedes Kind, sein Gehirn auf eine bestimmte Weise zu benutzen, indem es dazu angehalten, ermutigt und leider bisweilen auch gezwungen wird, bestimmte Fähigkeiten und Fertigkeiten stärker zu entwickeln als andere, auf bestimmte Dinge stärker zu achten, bestimmte Gefühle eher zuzulassen, also sein Gehirn allmählich so zu benutzen, dass es sich damit in der Gemeinschaft, in die es hineinwächst, zurechtfindet. In unterschiedlichen Kulturen aufwachsende Kinder erwerben dabei z. T. sehr unterschiedliche kulturell tradierte Fähigkeiten. So lernen die Kinder der Eingeborenen des amazonischen Regenwaldes auf diese Weise bis zu einhundert verschiedene Grüntöne zu unterscheiden und die der Inuit im nördlichen Polarkreis können ein Dutzend verschiedene Formen von Schnee auseinander halten. Auch unsere Kinder erwerben im Verlauf dieses Prozesses all jene Fähigkeiten und Fertigkeiten, auf die es eben für das Leben in unserem Kulturkreis ganz besonders ankommt. Und indem sie das tun, werden auch die dabei immer wieder aktivierten neuronalen Verschaltungen stärker und intensiver benutzt, ausgebaut und entwickelt.

Zug um Zug werden auf diese Weise die komplizierten Nervenzellverschaltungen in den verschiedenen Regionen aufgebaut. Die von den Sinnesorganen ankommenden Erregungsmuster werden dabei benutzt, um immer stabilere und zunehmend komplexer werdende „innere Bilder" in Form bestimmter Verschaltungsmuster in den verschiedenen Hirnregionen zu verankern. Das gilt nicht nur für das Sehen und die Verankerung innerer „Sehbilder", sondern ebenso für das Tasten und die Herausbildung innerer „Tast- und Körperbilder", für das Hören und die Entstehung entsprechender „Hörbilder" und das damit einhergehende Verstehen und Verankern von Sprache, letztlich auch für das Interesse am Zuhören. Auf gleiche Weise entwickelt sich die Fähigkeit, aus Gerochenem innere „Geruchsbilder" anzulegen und mit anderen Sinneswahrnehmungen und den dadurch erzeugten inneren Bildern zu verbinden. Ja sogar die von den Muskeln bei Veränderungen ihres Tonus zum Gehirn weitergeleiteten Signale werden benutzt, um innere Repräsentanzen von komplexen Bewegungsabläufen, gewissermaßen innere „Bewegungs- und Handlungsbilder", in bestimmten Bereichen des Gehirns anzulegen und bei Bedarf abzurufen.

Die Hirnregion, in der all diese komplexen, nutzungsabhängigen neuronalen Verschaltungen letztendlich zusammenlaufen, ist eine Region, die sich beim Menschen zuletzt und am langsamsten entwickelt und die auch bei unseren nächsten tierischen Verwandten weitaus kümmerlicher ausgebildet ist. Anatomisch heißt sie Frontal- oder Stirnlappen. Es ist diejenige Hirnregion, die in besonderer Weise daran beteiligt ist, aus anderen Bereichen des Gehirns eintreffende Erregungsmuster zu einem Gesamtbild zusammenzufügen, und auf diese Weise von „unten", aus tiefer liegenden und früher ausgereiften Hirnregionen eintreffende Erregungen und Impulse zu hemmen und zu steuern. Ohne Frontalhirn kann man keine zukunftsorientierten Handlungskonzepte und inneren Orientierungen entwickeln, kann man nichts planen, kann man die Folgen von Handlungen nicht abschätzen, kann man sich nicht in andere Menschen hineinversetzen und deren Gefühle teilen, auch kein Verantwortungsgefühl empfinden. Unser Frontalhirn ist die Hirnregion, in der wir uns am deutlichsten von allen Tieren unterscheiden. Und es ist die Hirnregion, die in besonderer Weise durch den Prozess strukturiert wird, den wir Erziehung und Sozialisation nennen.

Wie der Funke überspringt

Kinder lernen immer, und sie lernen immer, indem sie sich zu dem, was sie erfahren und was es in der Welt zu entdecken gibt, in Beziehung setzen. Genau wie wir Erwachsene müssen Kinder versuchen, jede neue Wahrnehmung und jede neue Erfahrung an etwas anzuknüpfen, was bereits da ist, was sie schon wissen und können, was ihnen also bereits vertraut ist. Und wie bei uns Erwachsenen ist auch die Bereitschaft von Kindern, sich auf etwas Neues einzulassen, etwas Neues anzuprobieren, umso größer, je sicherer sie sind und je größer das Vertrauen ist, mit dem sie sich in die Welt hineinwagen. Jede Art von Verunsicherung, von Angst und Druck erzeugt in ihrem Gehirn eine sich ausbreitende Unruhe und Erregung. Unter diesen Bedingungen können die dort über die Sinneskanäle eintreffenden Wahrnehmungsmuster nicht mit den bereits abgespeicherten Erinnerungen abgeglichen werden. Es kann nichts Neues hinzugelernt und im Gehirn verankert werden. Oft werden die Erregung und das damit einhergehende Durcheinander im Kopf sogar so groß, dass auch bereits Erlerntes nicht mehr erinnert und genutzt werden kann. Das einzige, was dann noch funktioniert, sind ältere, sehr früh entwickelte und sehr fest eingefahrene Denk- und Verhaltensmuster. Das Kind fällt in solche Verhaltensweisen zurück, die immer dann aktiviert werden, wenn es anders nicht mehr weiter geht: Angriff (Schreien, Schlagen), Verteidigung (nichts mehr hören, sehen, wahrnehmen wollen, stur bleiben, Verbündete suchen) oder Rückzug (Unterwerfung, Verkriechen, Kontaktabbruch). Jedes Kind verliert so seine Offenheit, seine Neugier und sein Vertrauen – und damit die Fähigkeit, sich auf Neues einzulassen. Dieser Zustand ist für Kinder genau so schwer auszuhalten wie für Erwachsene. Sie fühlen sich ebenso ohnmächtig und beschämt und reagieren mit Wut, Zorn oder gar mit Resignation auf die erlebte Enttäuschung.

Die Gefahr, dass Kinder in solche Situationen geraten, lässt sich nur abwenden, indem ihnen Gelegenheit geboten wird, genau das wiederzufinden, was sie mehr als alles andere brauchen, um sich mit anderen Menschen und dem, was sie in der Welt erleben, in Beziehung zu setzen: Vertrauen. Nichts ist in der Lage, das Durcheinander im Kopf besser aufzulösen und die zum Lernen erforderliche Offenheit und innere Ruhe wieder herzustellen, als dieses Gefühl von Vertrauen. Deshalb suchen alle Kinder enge Beziehungen zu Menschen, die ihnen Sicherheit bieten und ihnen bei der Lösung von Problemen

behilflich sind, die ihnen nicht nur sagen, sondern selbst vor-
leben, worauf es im Leben ankommt und ihnen auf diese Weise
Orientierung bei der Entdeckung ihrer eigenen Möglichkeiten
zur Gestaltung ihres Lebens bieten.

Die eigenen Eltern sind normalerweise diejenigen Personen,
denen Kinder, wenn sie auf die Welt kommen, zunächst vor-
behaltlos vertrauen. Wenn sich das Baby von ihnen verstanden
fühlt und seine Bedürfnisse nach Nahrung, Wärme, Zärtlich-
keit und Anregungen erfüllt werden, fühlt es sich in ihrer Gegenwart geschützt und geborgen. Diese Sicherheit bietende
Bindungsbeziehung ist die Voraussetzung dafür, dass ein Kind
bereits im ersten Lebensjahr so viel Neues aufnehmen, ausprobieren, und die dabei gemachten Erfahrungen in seinem Hirn
fest verankern kann. Die so entstandenen komplizierten Muster
von Nervenzellverschaltungen ermöglichen es ihm, zunehmend komplizierte Bewegungen zu steuern, erste Zusammenhänge und Regeln zu erkennen und daraus eigene logische
Schlüsse zu ziehen und entsprechend zu handeln. Damit diese
anfangs noch sehr lockeren Verschaltungsmuster gefestigt werden können, brauchen Kinder viel Ruhe und Zeit zum aufmerk-
samen Beobachten und zum intensiven Üben und Ausprobieren. Kinder lernen am besten, wenn sie den Lernstoff selbst
bestimmen können. Sie sind geborene Entdecker und genießen
es, ihre Neugier auszuleben. Wer keine Fehler macht, kann
auch nichts hinzulernen. Deshalb erschließen sich auch schon
Kinder die Welt durch Versuch und Irrtum – und je häufiger sie
die Erfahrung machen, dass sie bereits allein in der Lage sind,
ein Problem zu lösen, desto stärker wächst ihr Selbstvertrauen,
ihr Mut und ihre Sicherheit. Wenn sich dann noch jemand mit
ihnen gemeinsam über jede gelungene Lösung freut, wächst
auch ihr Vertrauen, dass sie selbst in der Lage sind, einen anderen Menschen glücklich zu machen. Soziale Resonanz nennen
die Hirnforscher dieses Phänomen der wechselseitigen Verstär-

kung von Gefühlen, das dazu führt, dass der Funke der Begeisterung überspringt.

Es gibt keine wichtigere, für die Sicherung der Zukunftsfähigkeit unserer Gesellschaft bedeutsamere und höher zu bewertende Aufgabe, als die zugewandte und kompetente Unterstützung der Versuche aller in diese Gesellschaft hineinwachsenden Kinder, die in ihnen angelegten Möglichkeiten, zur Entfaltung zu bringen – und zwar von Anfang an.

Die entscheidende Frage richtet sich aber nicht an die Hirnforscher, sondern an uns alle, die Eltern und die unterschiedlichen professionellen Erzieher und Erzieherinnen, die gegenwärtig oder in Zukunft Kinder auf ihrem Weg ins Leben begleiten:

Sind wir die, bei denen man lieben, streiten, arbeiten, genießen, denken, fühlen, singen und Vertrauen zu sich und zu einer lebenswerten Zukunft lernen kann?

Weiterführende Literatur

Hüther, G. (1997): Biologie der Angst. Göttingen: Vandenhoeck & Ruprecht.

Hüther, G. (1999): Die Evolution der Liebe. Göttingen: Vandenhoeck & Ruprecht.

Hüther, G. (2001): Bedienungsanleitung für ein menschliches Gehirn. Göttingen: Vandenhoeck & Ruprecht.

Hüther, G. (2004): Die Macht der inneren Bilder. Göttingen: Vandenhoeck & Ruprecht.

Hüther, G. u. H. Bonney (2002): Neues vom Zappelphilipp. Düsseldorf: Walter.

Hüther, G. u. I. Krens (2005): Das Geheimnis der ersten neun Monate. Düsseldorf: Walter.

Gebauer, K. u. G. Hüther (2001): Kinder brauchen Wurzeln. Düsseldorf: Walter.

Gebauer, K. u. G. Hüther (2002): Kinder suchen Orientierung. Düsseldorf: Walter.

Gebauer, K. u. G. Hüther (2003): Kinder brauchen Spielräume. Düsseldorf: Walter.

Gebauer, K. u. G. Hüther (2004): Kinder brauchen Vertrauen. Düsseldorf: Patmos.

Nitsch, C. u. G. Hüther (2004): Kinder gezielt fördern. München: Gräfe und Unzer.

Lernen findet im Gehirn statt

Die Herausforderungen der Pädagogik durch die Gehirnforschung

Von Ulrich Herrmann

Das Experiment über menschliches Lernverhalten mit acht Wochen alten Säuglingen war ebenso einfach wie sein Ergebnis verblüffend: Drei Wochen lang hängten Forscher über die Bettchen der Säuglinge jeden Tag für zehn Minuten Mobiles. Sie bildeten drei Gruppen. Die Gruppe A erhielt gewöhnliche Mobiles, die sich eben bewegten oder auch nicht. Die Gruppe B bekam Mobiles, die jede Minute fünf Sekunden lang eine Drehbewegung ausführten. Der Gruppe C wurden Mobiles über die Bettchen gehängt, die mit Drucksensoren in Verbindung standen, die in die Kopfkissen eingenäht waren, so dass die Kopfbewegungen der Säuglinge über die Drucksensoren in den Kopfkissen die Mobiles in Bewegung setzten. Was zeigte sich nach drei Wochen? In den Gruppen A und B – das sind die Säuglinge, die zufällige bzw. mechanisch wiederkehrende Mobilebewegungen gesehen hatten – veränderte sich die Häufigkeit der Kopfbewegungen nicht, wohl aber in der Gruppe C, also derjenigen Gruppe, wo Kopfbewegungen die Mobiles in Bewegung gesetzt hatten. Die Säuglinge der Gruppe C hatten offensichtlich in wenigen Tagen „gelernt", dass sie mit ihren Kopfbewegungen das Mobile beeinflussen konnten. Ihr Interesse am Mobile wurde von Tag zu Tag größer, während die Kinder der Gruppen A und B ihre Mobiles immer weniger beachteten. Das Experiment hatte aber noch aufregend andere, völlig unerwartete Wirkungen auf das Verhalten der Säuglinge der Gruppe C. Im Unterschied zu denen der Gruppen A und B zeigten sie einen lebhafteren Gesichtsausdruck, sie lächelten mehr, und – vor allem – sie versuchten immer wieder, durch die Artikulation von Tönen ihrem Behagen und ihrer Freude Ausdruck zu verleihen.

Aus diesem Experiment können mehrere Schlussfolgerungen gezogen werden.

Erstens: „Die kindliche Neugier, ausgedrückt als Interesse und Freude, Lebhaftigkeit und Wohlbehagen, wird am meisten geweckt und bleibt am längsten erhalten, wenn sich das Kind aktiv betätigen kann."

Zweitens: „Die Neugier ist nicht beliebig. Sie wird festgelegt durch diejenigen Fähigkeiten, die heranreifen und durch Erfahrungen gefestigt werden sollen. Die Neugier bringt das Kind dazu, die notwendigen Erfahrungen in seiner Umwelt zu suchen und auch zu machen. Die Neugier leitet das Kind beim Lernen."

Drittens: „Die Eltern brauchen die Neugier und die Aktivität ihres Kindes nicht zu wecken oder gar zu steuern. Beides bringt das Kind mit. Es ist also ausreichend, wenn die Eltern dem Kind Erfahrungsmöglichkeiten anbieten. Und das Kind soll dann selbst bestimmen können, wie und in welchem Ausmaß es diese nutzen will."[1]

So weit die Schlussfolgerungen von Remo H. Largo, Professor für Entwicklungspädiatrie am Zürcher Kinderspital. Weitere Schlussfolgerungen sind aufgrund der aktuellen Gehirnforschung möglich. Sie ergeben sich zum einen aus der kognitiv orientierten Neuro-Wissenschaft, die sich – vereinfacht ausgedrückt – mit den Leistungen des Gehirns beschäftigt wie Wahrnehmen, Ordnen von Informationen, Denken usw. Zum andern ergeben sie sich aus der physiologisch bzw. biologisch orientierten Gehirnforschung, die sich für die Prozesse und die Substanzen in den Gehirnzellen und Gehirnarealen, in den Nervenbahnen und den Nervenverbindungen interessiert, durch die diese Leistungen erbracht werden.

Eine vierte Schlussfolgerung formuliert also die Kognitionsforschung: Das Kind lernt offensichtlich „von sich aus", „von selber", ziemlich rasch, wenn genügend Gelegenheiten gegeben werden, eine Regel – hier diejenige des Zusammenhangs von Ursache und Wirkung –, ohne dass ihm diese Regel als solche erklärt worden wäre (was bei Säuglingen ja auch praktisch nicht möglich ist). Genau so lernen Kinder im Normalfall in kurzer Zeit auch ihre komplizierte Muttersprache mit allen ihren Regeln und Ausnahmen und im Ausland innerhalb weniger Monate die dortige Landessprache.

Daraus formuliert die kognitive Gehirnforschung die fünfte Schlussfolgerung: Was das Kind „von selber" gelernt hat – in diesem Fall die Grammatik der gesprochenen Sprache –, das hat tatsächlich das Gehirn selber erzeugt. Der Beweis dafür lässt sich leicht führen: Kinder bilden zum Beispiel die regelgerechten Formen für die Mehrzahl, wo es sie in dieser Form umgangssprachlich nicht gibt – „Kohl"/„Köhle", richtig wäre „Kohlköpfe" oder – bei Verben – die analoge richtige Vergangenheitsform: weil aus „lernen" immer „gelernt" wurde, würde aus „drollen" – was es nicht gibt – automatisch „gedrollt".

Des weiteren liegt auf der Hand, dass diese Lernprozesse für das Langzeitgedächtnis sehr langsam verlaufen und durch ständiges Üben und Wiederholen unterstützt werden müssen. Andernfalls bleibt das Aufgenommene im Kurzzeitgedächtnis und wird bald wieder vergessen.

Daraus ergibt sich die sechste Schlussfolgerung: Das Gehirn erzeugt Wissen sowie die zugehörige Bedeutung auf eine Weise, die unserem Bewusstsein und damit auch unserer willentlichen Beeinflussung entzogen ist. Dieser Befund der Gehirnforschung steht in einem scharfen Gegensatz zur herkömmlichen Auffassung von Lernen als Informationsverarbeitung, einer Auffassung, die meint, das Gehörte bzw. Gelesene müsse nur auf geeignete Weise präsentiert und abgespeichert werden, damit es im Bedarfsfall wieder abgerufen werden kann. Nichts ist unpassender als die Vorstellung, das Gehirn funktioniere wie ein Datenspeicher, denn in Wahrheit ist es ein Datenerzeuger. Genau dies hat auch das Experiment mit den Säuglingen bestätigt: die Gehirne der Gruppe C schalteten sich so, dass der Zusammenhang von Kopfbewegung und Drehbewegung des Mobiles als bedeutungsvoll erlebt wurde: die Bedeutung zeigte sich als lustvolle Neugier und als ein Zustand von Wohlbefinden, der durch Eigentätigkeit stimuliert worden war.

Die siebte Schlussfolgerung ergibt sich aus der uns inzwischen bekannten Biochemie der zellulären Mechanismen und Prozesse im Gehirn: Gelernt wird nicht nur am besten, wenn damit eine Aktivität des Lernenden verbunden ist, sondern wenn diese Aktivität auch Spaß macht. Denn dieses Wohlbefinden setzt Botenstoffe frei, ohne deren Vorhandensein und Wirkung nichts gelernt werden kann, weil die elektrochemischen Impulse als Träger der Information nicht weitergegeben werden. Die unbewusst ablaufenden Prozesse der Wissens- und Bedeutungskonstruktion hängen vom Funktionieren eines Systems im Gehirn ab, das das limbische System genannt wird. Gemeint ist die Verteilung bestimmter Funktionen und Leistungen des Gehirns auf verschiedene Areale, die z. B. zuständig sind für unsere bewussten Emotionen und kognitiven Leistungen, für die Organisation unseres Faktengedächtnisses, für die Kontrolle negativer Gefühle und die Belohnung von Erfolgen. Wenn diese Vorgänge im Gehirn ablaufen, kann man sie durch bildgebende Verfahren sichtbar machen. Sichtbar wird natürlich nicht, was dort geschieht, sondern dass dort etwas geschieht.

Warum dort etwas geschieht, erklären die so genannten neuromodularischen Systeme, die – daher die Bezeichnung – die Gehirntätigkeit gestalten: „Steuerung von Aufmerksamkeit, Motivation, Interesse, Lernfähigkeit durch die Neuromodulatoren Noradrenalin für allgemeine Aufmerksamkeit, Erregung, Stress, durch Dopamin für Antrieb, Neugier, Belohnungserwartung, durch Serotonin für Dämpfung, Beruhigung, Wohlgefühl und durch Acetylcholin für gezielte Aufmerksamkeit und Lernförderung."[2]

Diese Systeme, schreibt der Bremer Gehirnforscher Gerhard Roth, „bilden das zentrale Bewertungssystem unseres Gehirns. Dieses System bewertet alles, was durch uns und mit uns geschieht, und zwar danach, ob es gut/vorteilhaft/lustvoll war und entsprechend wiederholt werden sollte, oder schlecht/nachteilig/schmerzhaft und entsprechend zu meiden ist. Das Gehirn legt diese Bewertungen im emotionalen Erfahrungsgedächtnis nieder, das weitgehend unbewusst arbeitet."

Die Befunde über Gehirnaktivitäten beim erfolgreichen und erfolglosen Lernen, über deren Voraussetzungen und Rahmenbedingungen[3], haben eine lebhafte Debatte ausgelöst über die Bedeutung der Gehirnforschung für die Pädagogik[4] – und umgekehrt: der pädagogischen Erfahrung für die Interpretation der Befunde der Gehirnforschung. Diese Debatte wird derzeit sicherlich mit überzogenen Hoffnungen an die Gehirnforschung geführt (sie steht ja noch ganz am Anfang), und diese Debatte wird mit Abwehrreaktionen seitens der akademischen Pädagogik emotionalisiert (etwa: wie etwas gelernt werde, sage doch noch lange nichts darüber, was zu lernen sei), worauf der Gegeneinwand kommt, die Lehrer sollten sich doch gefälligst mal dafür interessieren, ob und unter welchen Bedingungen überhaupt eine Gehirntätigkeit festzustellen sei, ohne deren Vorhandensein auch die beste pädagogische Absicht und Anstrengung lediglich vergebliche Liebesmüh sei.

Die aktuelle Gehirnforschung teilt mit, was sie in der Grundlagenforschung über erfolgreiches Lernen herausgefunden hat.

Der Magdeburger Gehirnforscher Henning Scheich konzentriert seinen Bericht über erfolgreiches Lernen auf folgende Punkte: Erstens: individuelle Erfolgserlebnisse sichern Motivation und Gedächtnis, und zweitens: klare Lernherausforderungen für bewältigbare Problemstellungen verhindern Vermeidungsverhalten.[5] Erfolgreiches (schulisches) Lernen beruht für Scheich auf der richtigen Mischung von Anregungen und Anforderungen, Motivation, Erfolgserlebnissen und neuen Herausforderungen; kurz gesagt: Es beruht auf Zufriedenheit aufgrund von Aufgabenbewältigung (Leistung), also auf einem emotionalen Sachverhalt.

Scheich beschließt seine Ausführungen mit einem überraschenden Satz zum Verhältnis von Gehirnforschung und Pädagogik: „Dies ist die Weisheit bestimmter Klassiker der Pädagogik und deshalb ein alter Hut. Wir wissen jetzt aber, warum sie Recht hatten." Nicht anders der Bremer Gehirnforscher Roth. Er betont ausdrücklich, dass die aktuelle Gehirnforschung nichts vorträgt, was für einen guten Pädagogen inhaltlich neu wäre. „Der Fortschritt besteht vielmehr darin, zeigen zu können, *warum* das funktioniert, was ein guter Pädagoge tut, und das nicht, was ein schlechter tut. Nur so können bessere Konzepte des Lehrens und Lernens entwickelt werden, und die meisten Experten sind sich inzwischen darin einig, dass die gegenwärtigen Konzepte schlecht sind."

Warum sind sie es? Weil sie, wie oben angedeutet, auf der kognitions- und lernpsychologischen Konstruktion von Lernen als Informationsverarbeitung beruhen und weil sie – wie wir jetzt wissen – von der falschen Vorstellung einer Steuerungs- und Optimierungsmöglichkeit dieser Informationsverarbeitung durch geeignete Instruktion ausgehen und weil die Lernen ermöglichenden und Lernen verhindernden Prozesse im Gehirn unbekannt waren.

Das auf Erfahrung beruhende reformpädagogische Wissen vom erfolgreichen Lernen ist heute weitgehend in Vergessenheit geraten. Vorrangig geht es dabei um folgende Punkte, die die (deutsche) Reformpädagogik[6] seit über hundert Jahren auszeichnen und die nun überraschende Aktualität gewinnen bei dem Versuch, Gehirnforschung und Pädagogik in ein gegenseitiges Lern- und Anregungsverhältnis zu setzen (wie es der Ulmer Psychiater, Gehirn- und Lernforscher Manfred Spitzer tut[7]).

Wenden wir uns zunächst dem Bereich Selbsttätigkeit – Arbeitsschule – Projektarbeit zu.

Das Gegenmittel gegen die „schläfrig" machende Memorierschule des 18. Jahrhunderts war die Schule der Selbsttätigkeit. Selbsttätig sind die Schüler „bei der Sache": Arbeitseifer überwindet Hindernisse, Misserfolge lenken auf den richtigen Weg, Erfolge erzeugen Motivation. Die Schüler können etwas, weil sie etwas getan haben: untersucht, geprüft, geplant, experimentiert, ausgeführt, vorgeführt. Seit dem Ende des 19. Jahrhunderts heißt dieses Konzept Arbeitsunterricht, die Medizin gegen die passive Buchschule. Heute ist entdeckendes Lernen das wichtigste Prinzip der selbstorganisierten Schülertätigkeit im fächerübergreifenden bzw. fächerverbindenden Unterricht in Projekten. Dabei wird das Lehrer-Instruktions-Modell ersetzt durch das Schüler-Selbstlern-Modell. Und das Gehirn „sagt": Ich tue und kann und bewirke etwas und lerne, dass ich noch mehr kann – wenn man mich lässt. So haben auch die Säuglinge mit den Mobiles, die sie in Bewegung setzen konnten, ihren Zugewinn an Wohlbefinden und Neugier sowie den auffälligen Entwicklungsimpuls gelernt.

Die Schule der Selbsttätigkeit ist die Schule des selbstorganisierten Lernens. Und wo bleibt der Lehrer? Er wird jetzt in ganz anderen Funktionen als im herkömmlichen fragend-entwickelnden Frontalunterricht benötigt, vor allem für die Entwicklung von Arbeits- und Lernmaterialien, die Interesse und Neugier wecken, und für die Organisation und Beratung der Arbeitsgruppen. Auf beides werden besonders Gymnasiallehrer heute so gut wie nicht vorbereitet. Aber das selbstorganisierte Lernen erfüllt fast alle zentralen Anforderungen an eine moderne Schulpädagogik, die von der Gehirnforschung gelernt hat. Vor allem löst es das Problem, dass kein langweiliger Lehrer die Schülergehirne nötigt, wegzuhören und sich Interessanterem zuzuwenden. Das Weghören wird als Desinteresse interpretiert und mit schlechten Noten bestraft, die anderweitige Beschäftigung im Unterrichts, der streng genommen gar keiner ist, wird als dessen Störung geahndet. Da hilft dann bekanntlich nur unauffälliges Abschalten – und genau das ist in Gruppen und Projekten nicht möglich: denn was dort nicht gearbeitet wird, wurde eben nicht gearbeitet, und die Verantwortung dafür können die Schüler nicht länger dem langweiligen Lehrer, sondern nur sich selbst zuschreiben. – Hier wurde übrigens die sanfte Variante der Schülerreaktion angeführt. Es ist nämlich gar nicht klar, ob nicht Hyperaktivität, Aufmerksamkeitsstörungen und Aggressivität ganz „normale" mentale Reaktionen auf systematisch organisierte unterrichtliche Langeweile sind!

Die Projektarbeit ermöglicht die Befolgung zweier weiterer reformpädagogischer Prinzipien: das exemplarische und das individualisierte Lernen.

Unser Gehirn lernt unablässig, weil es angesichts der stetigen Flut von Informationen und dem Zwang zur Ordnung und Strukturierung auch gar nicht anders kann. Es speichert und organisiert aber nur bedeutungsvolle und deshalb wichtige Informationen. Bei 90 Prozent des Schul-„Stoffes" handelt es sich aber nicht um solche Informationen, mithin werden sie unverzüglich vergessen. An die Stelle der Vermittlung des relativ bedeutungsarmen Schulbuchwissens tritt beim exemplarischen Lernen die Erarbeitung eines bedeutungsvollen Sachverhalts, der vor allem durch seine interne inhaltliche Vielfalt ausgezeichnet ist, so dass sich vielfache Zugänge zu ihm didaktisch konstruieren lassen, was aus neurowissenschaftlicher Sicht den großen Vorzug hat, dass auf das so erworbene Wissen über mehrere neuronale Netze zugegriffen werden kann. Und dies erleichtert zugleich die weiterführende Vernetzung dieses Wissens mit späteren neuen Wissensstrukturen.

Die selbstorganisierte Projektarbeit trägt einem weiteren Umstand Rechnung: Das Gehirn funktioniert umso besser, je attraktiver die Lernsituation empfunden wird, und die Attraktivität bemisst sich – wie könnte es anders sein – an der Abschätzung des zu erwartenden Erfolgs. Sobald aber die Rahmenbedingungen für Erfolg besonders mit Rücksicht auf die großen individuellen Unterschiede bei den Lernbefähigungen und Lernleistungen von den Schülern selbst gestaltet werden können, stellen sich generell erhöhte Lernbereitschaft und erhöhte Motiviertheit ein. Man braucht nur eine Schule zu besuchen, deren Lernarbeit nach dem Marchtaler Plan gestaltet wird, um zu sehen, wie sich Lernbereitschaft und Motiviertheit durch attraktive Lernumgebungen fördern lassen.

Projektarbeit wird auch von einer weiteren Einsicht der Gehirnforschung unterstützt: der Tatsache nämlich, dass das Lernen für das Langzeitgedächtnis langsam vor sich geht. Wer also vier oder sechs Stunden durch einen Unterrichtsvormittag zappen muss, dem wird als Schüler gar keine Chance für nachhaltiges Lernen gelassen, sondern nur die Kurzzeitspeicherung bis zum nächsten Test – und fast alles ist wieder weg. Schule heute organisiert in ihrer jetzigen Betriebsform in der Regel sehr zuverlässig ihre eigene strukturelle relative Erfolglosigkeit, wie TIMSS und PISA gezeigt haben.

Individualisierung ist die Voraussetzung für Motivation. Lernen-Machen beruht auf erfolgreichen Lern-Veranlassungen und auf Erfolgserlebnissen. Durch pure „Stoffvermittlung" oder für

Klassenarbeiten lernen allein wird nichts gelernt, denn was wäre der Nutzen? Mit Erfolgen stellt sich Motivation ein, jene neugiergestützte Selbstwirksamkeitsüberzeugung und Erfolgsgewissheit, die aus Fehlern lernt und nicht durch sie entmutigt wird. Dafür muss aber das gehirn-interne „Belohnungssystem" intakt bleiben: Spaß am Gelingen und Spaß an der Leistung. Gelernt wird – sagt Scheich – unter der Dopamin-Dusche. – Das Gehirn „sagt": Ich bringe etwas zuwege, und deshalb fühle ich mich wohl. Das möchte ich öfter erleben, sonst klinke ich mich aus und gehe entweder auf stand-by-Schaltung oder auf Tagtraum-Reisen.

Interesse und Motiviertheit drücken sich aus im Aktivierungsgrad jener neuro-modularischen Systeme, die durch leichten Erwartungsstress, Belohnungserwartung, gezielte Aufmerksamkeit und Konzentration das Aufnehmen von Informationen steigern und für die Verankerung des Wissens im Langzeitgedächtnis sorgen, d. h. für effektives Lernen. Wie diese Prozesse im Einzelnen ablaufen, ist noch nicht bekannt, wohl aber eine wichtige Grundbedingung für höhere Lern- und Gedächtnisleistungen, nämlich eine damit verbundene erhöhte Emotionalität, die sich in Begeisterung oder Gefesseltsein ausdrückt, in Betroffensein oder Betroffenheit.

Der enge Zusammenhang von emotionaler Beteiligung und Lernen bzw. Gedächtnis zeigt sich an herausragenden einzelnen und einmaligen Ereignissen, die wir bis in Details behalten, obwohl es keine Wiederholungssituation gegeben hat. Und trotz vieler Wiederholungssituationen vergessen wir bedeutungslose Routine oder uns nicht betreffende Informationen wie die „Tagesschau" von gestern Abend.

Durch die Ermittlung der Bedeutung von Emotionalität und Spaß beim Lernen als wesentlicher Rahmenbedingung für Lernerfolge klärt die Gehirnforschung auch eine heute häufig geführte Diskussion, die hoch ideologisch aufgeladen ist: die Debatte über die so genannte „Spaßpädagogik". Damit kritisieren die Befürworter von betonten Leistungsanforderungen in der Schule einen pädagogischen Standpunkt, den sie abschätzig mit „links" etikettieren, der es den Schülern zu leicht mache, diese sollten vor allem Spaß in der Schule haben und Anstrengungen umgehen können. Häufig wird dies auch „Kuschelpädagogik" genannt. Hier sorgt die Gehirnforschung für Klarheit. „Kuschelpädagogik" ist vor allem jene, die nicht nach den individuellen Interessen und Engagements der Schüler fragt und diese auch herausfordert – was ja mühsam genug ist! –, sondern meint, im lehrerzentrierten Unterricht die „Inhalte" abrufbar „rübergebracht" zu haben – also der klassische Irrtum der Instruktionspädagogik und Instruktionspsychologie. Denn was passiert? Die Gehirne der Schüler schalten ab, sie sind förmlich weggekuschelt worden. Hingegen ist es der Kern einer modernen erfolgreichen „Spaßpädagogik", dass sie Lust macht auf fortgesetztes Lernen. Bei dieser Pädagogik steht der Lernende im Mittelpunkt, seine Wertschätzung und seine positive Selbstwahrnehmung. Was er tut und lernt, hat mit ihm zu tun. Deshalb ist etwas wichtig (und nicht, weil es im Lehrplan steht), und deshalb wird es gelernt. Das Gehirn „sagt": Endlich werde ich richtig beschäftigt, weil mein Lernen nicht durch sinnlose oder sinnwidrige Informationsüberflutung behindert wird – denn andernfalls muss und werde ich abschalten bzw. meine automatischen Filter schützen mich vor diesem ganzen Unsinn.

Gegen diesen Unsinn gibt ein probates Mittel: die Erlebnispädagogik. Sie ist eine reformpädagogische Praxis mit ungewöhnlichen Erfolgen, innerhalb und außerhalb der Schule und des Unterrichts, nicht anders als im Tourismus, wo die Kundschaft auch gern dafür bezahlt. Die Gehirnforschung erklärt das Konzept so: Menschen, ihre Schicksale, ihre Emotionen, interessieren uns, weil wir daraus etwas lernen über uns und unsere

Zeit. Literatur, Kino und Fernsehen bedienen dieses elementare Bedürfnis optimal. Der eigentliche Gegenstand menschlichen Interesses ist zunächst einmal – der Mensch selbst und seine Lebenswelt. Wir, für uns wichtige Menschen, unsere Lebensumstände sind uns wichtig und lernenswert, erst dann kommen Formeln und Formalitäten. Gelernt wird, wo Emotionen im Spiel sind! Reformpädagogisch inspiriertes Lehren nutzt genau dies: Es lehrt in Szenen und Bildern, durch die Vergegenwärtigung menschlicher geistiger und kultureller Herausforderungen und Leistungen. Mathematik und Naturwissenschaften werden so z. B. aufregende Bereiche alter kultureller Praxis: Sie zeigen nämlich Denksportaufgaben und erlauben Entdeckungsreisen in das Innere, was die Welt im Innersten zusammenhält.

Weiter: Lernen ist ein Kommunikationsprozess, mithin am erfolgreichsten in und durch Gruppen, die für sich selbst verantwortlich sind. Lernen in der Gruppe ermöglicht zugleich optimale Individualisierung, weil jeder auf seine Weise und nach seinen Kräften wahrnehmbar zum Gruppenerfolg beitragen kann. So wird – durch Selbstwahrnehmung und Selbstkritik – zugleich auch Respekt und Toleranz gelernt. Lernen bildet! Das Gehirn „sagt": Diese strukturierte „Lernumgebung" hilft mir, meine eigenen Strukturen werden stabiler und zugleich differenzierter. Ich habe das schöne Gefühl der Selbstentwicklung.

Für die Masse der Schüler sieht der Schulalltag leider sehr anders aus. Wer kennt nicht die Grundschüler, die stolzgeschwellt, die Schultüte unter dem Arm, endlich mit den Gleichaltrigen in die Welt des Lesens und Schreibens, des Rechnens und Zeichnens eintauchen wollen, eine Welt, die sie endlich mit den Erwachsenen teilen können. Und nach zwei oder drei Jahren? Schulmüdigkeit breitet sich aus. Eine empirische Untersuchung über Einstellungen von 15-Jährigen[8] hat gezeigt, dass sie mit Schule vor allem das Treffen mit Freunden verbinden, auch noch interessanten Unterricht – hin und wieder, aber

„Lernen"? Gerade mal 20 Prozent. Sind Schulen auf breiter Front eine Institution der Verhinderung von Spaß am Lernen und dadurch von Lernerfolgen?

Die Gehirnforschung würde dies so sehen müssen, denn Leistungsmessung und Leistungsbewertung erfolgen in der Regel in angst- oder stress-besetzten Situationen, in denen das Gehirn kein verzweigtes, sondern nur isoliertes Faktenwissen zur Verfügung stellen kann. Es wird also nicht nur nicht ermittelt, was die Schüler wirklich können, sondern die Art der Ermittlung vermittelt den meisten von ihnen noch dazu das entmutigende Gefühl, dass ihre Anstrengungen entwertet werden.

Eine andere Lehrerausbildung für einen anderen, sozusagen „gehirngerechten" Unterricht müsste hier ansetzen. Die Studierenden kommen mit hohen Erwartungen nicht nur an die fachliche, sondern vor allem an die pädagogische und psychologische Ausbildung, an Einführungen in die Kunst des Unterrichtens, des Anleitens, für den Umgang mit Lernschwierigkeiten, mit anderen Worten: mit hohen Erwartungen an eine berufsbezogene Ausbildung. Und was wird ihnen in der Regel an der Universität geboten? Wissenschaftswissen wird in sie hineingestopft, halb verstanden, unverdaulich, gelernt für Klausuren und damit prompt wieder größtenteils vergessen. Ob sie später einmal Schüler auf geistige Entdeckungsreisen mitnehmen können, bleibt ungewiss. Aber Schüler wollen sich und die Welt verstehen, und was bekommen sie geboten? „Stoff" laut Lehrplan, demnächst noch auf Flaschen gezogen, die man „Bildungsstandards" nennt. Die nicht wenigen guten Lehrerinnen und Lehrer haben sich ihre Expertise mühsam und auf sich gestellt aneignen müssen, Unterstützung hatten sie dabei kaum.

Einen krasseren Widerspruch kann es kaum geben als denjenigen zwischen Normierung von Leistungen, die unter erfolgswidrigen Umständen zu erbringen sind, und den Einsichten der modernen Gehirnforschung in die Voraussetzungen und Bedingungen erfolgreichen individuellen nachhaltigen Lernens und Leistens. Eine Schulpolitik hat dies zu verantworten, die die Schulen durch unpädagogische Vorgaben und Vorschriften dereguliert hat. Es steht zu hoffen, dass die moderne Gehirnforschung dort mehr Reformenwirksamkeit entfalten kann, wo sie bisher der Pädagogik versagt geblieben ist.

Anmerkungen

[1] Largo, R. H. (2002): Kinderjahre. Die Individualität des Kindes als erzieherische Herausforderung. München: Piper, 6. Aufl., S. 206.

[2] Roth, G. (2004): Warum sind Lehren und Lernen so schwierig? In: Zeitschrift für Pädagogik 50, S. 496–506, wiederabgedr. in: Hermann, U. (Hg.): Neurodidaktik. Weinheim/Basel: Beltz, 2006, S. 49–59. Bearb. Version im vorliegenden Band, S. 54–69.

[3] Singer, W. (2002): Was kann ein Mensch wann lernen? In: Ders.: Der Beobachter im Gehirn. Frankfurt am Main: Suhrkamp, S. 43–59.

[4] Die Geburt der Intelligenz. Wie Kinder denken lernen. Titelgeschichte des *Spiegel*, Nr. 43, 20.10.2003. – Die Entschlüsselung des Gehirns. *Spiegel-Spezial* 4/2003.

[5] Scheich, H. (2003): Lernen unter der Dopamindusche. In: *Die Zeit*, Nr. 39, 18.9.2003, S. 38.

[6] Skiera, E. (2003): Reformpädagogik in Geschichte und Gegenwart. München/Wien: Oldenbourg.

[7] Spitzer, M. (2000): Geist im Netz. Modelle für Lernen, Denken und Handeln. Heidelberg/Berlin: Spektrum. – Spitzer, M. (2002): Lernen. Gehirnforschung und die Schule des Lebens. Heidelberg/Berlin: Spektrum. – Spitzer, M. (2004): Selbstbestimmen. Gehirnforschung und die Frage: Was sollen wir tun? Heidelberg/Berlin: Spektrum. – Spitzer, M. (2003a): Der Mandelkern und die metakognitive Kernkompetenz. Gehirnforschung für die Schule. In: Nervenheilkunde 22, 4, S. 216–219. – Spitzer, M. (2003b): Medizin für die Pädagogik. In: *Die Zeit*, Nr. 39, 18.9.2003, S. 38.

[8] Zinnecker, J. u. a. (2003): Null zoff & voll busy. Die erste Jugendgeneration des neuen Jahrhunderts. Opladen: Leske & Bodrich, S. 41–49.

Neurowissenschaften und Lernen

Was können neurobiologische Forschungsergebnisse zur Weiterentwicklung von Lehr- und Lernprozessen beitragen?

Von Heinz Schirp

> „Wäre unser Gehirn so einfach,
> dass wir es uns erklären könnten,
> dann wäre es wahrscheinlich nicht in der Lage,
> genau dieses zu tun!"
> (Emerson Pugh Trost)

Dieses in unterschiedlichen Versionen existierende Zitat macht darauf aufmerksam, wie abenteuerlich und quasi zirkulär alle Versuche sind, unser Gehirn zu verstehen. Welchen Nutzen haben wir als Pädagogen, Schulpraktiker, Erziehungswissenschaftler und Schulforscher eigentlich von den Ergebnissen neurophysiologischer Forschung? Sind die bisher vorliegenden Ergebnisse überhaupt schon geeignet, Hinweise zur Verbesserung schulischer und unterrichtlicher Lernprozesse zu geben?

Vor allem unter dieser Fragestellungen sollen einige Ergebnisse der neurowissenschaftlichen Forschung aufgearbeitet werden.

Die neunziger Jahre des vergangenen Jahrhunderts sind nicht nur in der US-amerikanischen Wissenschaftsgeschichte als „decade of the brain" apostrophiert worden, als das Jahrzehnt des Gehirns. Sicherlich nicht zu Unrecht. Auch wenn die Gehirnforschung auf eine über hundertjährige Geschichte und z. B. auf gestalttheoretische Blütezeiten in den 1920er und wieder in den 1950er Jahren zurückblicken kann, hat es in kaum einem anderen vergleichbaren Zeitraum so intensiv geförderte, so umfangreich angelegte und solch bahnbrechenden Forschungsprojekte und -ergebnisse im Bereich der Neurophysiologie, der Neurobiologie und der Kognitionswissenschaften gegeben wie eben in diesem vergangenen, uns doch noch sehr nahen Jahrzehnt. Neue computergestützte, bildgebende Verfahren von Kernspin-, Positronenemissions- und Magnetresonanztomographie haben es den Gehirnforschern ermöglicht, neuronale Aktivitäten und die unglaublich komplizierten Funktionsweisen unserer neuronalen Netze genauer zu beobachten. Damit gelingt sozusagen ein tieferer Blick in das „neuronale Universum in unserem Kopf". Wir sind heute zunehmend in der Lage, naturwissenschaftlich begründete Aussagen über die Funktionsweisen unseres Gehirns zu formulieren.

Dazu beigetragen hat nicht zuletzt die wachsende Interdisziplinarität zwischen Geistes- und Naturwissenschaften. „In den Neuro- und Kognitionswissenschaften, aber auch in der allgemeinen Öffentlichkeit gibt es ... ein steigendes Interesse an einer seriösen und empirisch informierten Philosophie des Geistes ... Dieses gestiegene Interesse hat seinen Ausdruck auch in einer immer stärker werdenden interdisziplinären Verflechtung der Philosophie mit den angrenzenden Forschungsbereichen in den Neuro- und Kognitionswissenschaften und der Informatik gefunden. Viele glauben, dass wir derzeit auf eine der größten wissenschaftlichen Revolutionen der Menschheitsgeschichte zusteuern und dass diese Revolution nur dann stattfinden wird, wenn der Vernetzungsgrad der Forschung über alle Fachgrenzen hinweg deutlich erhöht wird." (Metzinger, 1995, S. 16 f.) Neurobiologische Zugänge haben aber auch alte erkenntnistheoretische Fragen neu belebt: „Was ist Erkenntnis? Was sind Erleben und Bewusstsein? Haben wir wirklich einen freien Willen? Existiert die Welt eigenständig und unabhängig von uns als Betrachter?" Diese zum Teil unter der Überschrift „(Radikaler) Konstruktivismus" stattfindende Diskussion überlagert allerdings stellenweise die Rezeption der neurobiologischen Befunde zu Prozessen des Wahrnehmens, Erlebens, Speicherns, Behaltens, Erinnerns, Lernens, letztlich zu unserem Bewusstsein. Häufig werden Ergebnisse der Hirnforschung leider und fälschlicherweise mit dem Hinweis auf „Konstruktivismus" in die erkenntnistheoretische Schublade sortiert und als spekulative Erkenntnistheorien abgetan.

Dabei müssen neurobiologische und erkenntnistheoretische Forschungszugänge einander gar nicht ausschließen. Wolf Singer etwa weist darauf hin, dass wir gut daran tun, „uns das Gehirn als distributiv organisiertes, hoch dynamisches System vorzustellen, das sich selbst organisiert, anstatt seine Funktionen einer zentralistischen Bewertungs- und Entscheidungsinstanz unterzuordnen; ...das ... auf der Basis seines Vorwissens unentwegt Hypothesen über die es umgebende Welt formuliert, also die Initiative hat, anstatt lediglich auf Reize zu reagieren. Insoweit entspricht die neue Sicht, mit der unser Gehirn seinesgleichen beurteilt, durchaus einer konstruktivistischen Position." (Singer 2002, S. 111) In der Diskussion um die Beziehungen zwischen erkenntnisphilosophischen und neurobiologischen Zugängen vermag auch die Position von Gerhard Roth zu vermitteln. Er verweist darauf, „dass eine philosophische Erkenntnistheorie nicht ohne empirische Basis auskommen kann, genauso wenig wie empirisches Forschen ohne erkenntnistheoretische Grundlage möglich ist. Beide Bereiche bedingen sich gegenseitig, und keiner ist dem anderen vorgeordnet." (Roth, 2001, S. 24)

Die Befunde der Neurowissenschaften können dabei helfen, darüber nachzudenken, ob und wie Lehr- und Lernprozesse verbessert werden können. Der Grundgedanke dahinter lautet jedenfalls: Lehrer und Lehrerinnen, die Zugangs- und Verarbeitungsweisen unseres Gehirns verstehen, sind eher in der Lage, „gehirn-affine Lehr- und Lernkonzepte" zur Gestaltung ihres

Unterrichts zu nutzen. In anderen Ländern gibt es durchaus schon solche Ansätze von „brain friendly learning". (Fletcher, 2000)

An dieser Stelle sollen und können nur einige wenige Ergebnisse der Neurobiologie und der Gehirnforschung skizziert werden, und eben auch nur solche, die für die Weiterentwicklung unterrichtlicher Lehr- und Lernprozesse offensichtlich von Bedeutung sind. Auf drei Bereiche soll hier kurz eingegangen werden.

- Muster und Mustererkennung
- Sinn, Relevanz und Bedeutung
- Emotion und Kognition

1. Muster und Mustererkennung

> „Gesagt ist noch nicht gehört,
> gehört ist noch nicht verstanden,
> verstanden ist noch nicht einverstanden,
> einverstanden ist noch nicht getan,
> getan ist noch nicht beibehalten."

Unser Gehirn hat sich im Laufe von über 50 Millionen Jahren so entwickelt und ist strukturell und funktional so angelegt, dass es Muster und Strukturen ausgebildet hat und weiterhin ausbildet, die uns helfen, uns in dieser Welt zurechtzufinden. Kernelemente solcher Mustererkennungsprozesse sind unsere Nervenzellen (Neuronen) und die daraus bestehenden neuronalen Netze. In diesen Nervenzellen und neuronalen Netzen ist, vereinfacht gesagt, letztlich alles gespeichert, was wir an Verhaltens-, Denk- und Handlungsmustern benötigen. 60 bis 100 Milliarden Neuronen (die Zahl schwankt), jede für sich selbst wieder mit bis zu 10 000 anderen Neuronen verbunden, bilden eine Art neuronales Universum in unserem Kopf. Bei unserer Geburt verfügen wir über ca. 100 Milliarden Neuronen, von denen die allermeisten noch weitgehend unspezifisch und nicht strukturdeterminiert sind. Mit jedem Wahrnehmungs- und Verarbeitungsvorgang entstehen in den jeweils beteiligten neuronalen Strukturen Ladungsprozesse. Gleiche Inputs und Verarbeitungsprozesse führen dazu, dass auch gleiche Zellverbände angesprochen und entwickelt werden. Die Neuronen stellen sich sozusagen immer besser auf bestimmte Inputsignale ein, allerdings nur dann, wenn diese Inputsignale Regelmäßigkeiten und „Musterhaftes" aufweisen. Wären die Inputs immer wieder neu und verschieden, so könnte nichts gelernt werden. Wichtig dabei ist, dass nicht die Dauer eines Inputsignals entscheidend ist, sondern die Häufigkeit, mit der gleiche und ähnliche Inputs auf unsere Neuronen einwirken. Auf diese Weise beginnen sowohl einzelne Neuronen als auch neuronale Zell- und Netzwerke sich zu spezialisieren; sie werden gewissermaßen für bestimmte Signale und Muster zuständig und werden aktiv, wenn diese Muster angesprochen und gebraucht werden. Häufig auftretende und wahrgenommene Muster führen dabei zu ähnlichen neuronalen Mustererkennungs-Prozessen und damit zu quantitativ gehäuften Repräsentanzstellen und zu „neuronalen Landkarten" in unserem Gehirn. Häufigere und ähnliche Inputs werden darüber hinaus auch auf einer größeren Fläche repräsentiert als etwa seltene Inputs. (vgl. Spitzer, 2000, S. 95 ff.) Je größer die Zahl der Repräsentanzstellen bestimmter Muster und je stärker ausgeprägt ihr neuronales Potential, desto größer ist die Wahrscheinlichkeit, dass diese Muster auch wieder aktualisiert („erinnert") und für weitere Verarbeitungsprozesse genutzt werden können.

Diese Form der Musterverarbeitung und Musterspeicherung an unterschiedlichen Stellen unseres Gehirns lässt sich als eine Art „Matrix-Repräsentation" verstehen, für die unser Gehirn selbsttätig sorgt. Dabei legt unser Gehirn Muster nicht einfach an einer bestimmten Stelle ab, sondern organisiert, wie bereits skizziert wurde, eine Fülle von Verbindungen zu anderen ähnlichen oder auch kontroversen Erfahrungsmustern. Auf diese Weise entstehen ganze Cluster von ähnlichen Mustern. Solche spezialisierten Neuronen bilden wieder größere Gruppen und Verbände und über die starke Vernetzung von neuronalen Clustern neuronale Netze, die von sehr einfachen bis zu hochkomplexen Wahrnehmungsmustern alles verarbeiten, was wir zur Bewältigung unserer Lebenswirklichkeit benötigen. Solche gespeicherten Muster sind feste Bestandteile unseres Lernens; sie helfen beim Aufbau expliziten, abrufbaren Wissens ebenso wie bei der Entwicklung impliziter Kompetenzen. Vieles, was wir lernen, lernen wir ganz bewusst, vieles aber lernen wir auch eher unbewusst im Laufe unserer Entwicklung. Verhaltensweisen, Gewohnheiten, unsere Einstellungen etc. haben wir ja nicht explizit gelernt, sondern implizit, unbewusst durch Imitation oder durch Orientierung an Modellen, die wir in Familie, Schule, Umfeld vorfinden. Solche impliziten Lernergebnisse sind gerade deswegen häufig so stabil, weil sie sich über längere Zeiträume ganz allmählich durch viele ähnliche Inputs entwickelt haben und somit eine extrem starke neuronale Repräsentanz aufweisen.

Nicht aktivierte Neuronen sterben übrigens ab. Neurobiologen gehen davon aus, dass bei jedem von uns täglich ca. 6000 nicht benötigte Neuronen absterben. Das klingt gewaltig, ist aber eher eine „quantitée négligeable"; selbst wenn wir hundert Jahre alt würden, hätten wir nur einige wenige Prozent unserer Gehirnkapazität verloren. Unser neuronales Potenzial nimmt also mit zunehmendem Alter quantitativ ab, aber es wird im Laufe unseres Lebens zunehmend strukturierter, konturierter und funktionaler.

Man kann diesen Prozess mit der Anfertigung eines indianischen Totempfahles vergleichen. In einen dicken Baumstamm werden über die Jahre hinweg immer neue Linien, Figuren und figurale Muster eingeschnitzt. Dabei fällt natürlich viel unbenötigtes Holzmaterial weg. Am Ende des gesamten Bearbeitungsprozesses ist dann ein hochkomplexer, konturierter, mit zahlreichen Linien und Mustern übersäter, aber im Vergleich zum unbehauenen Stamm viel kleinerer Pfahl entstanden.

Die Metapher vom Schnitzen hat nach Calvin eine große Ähnlichkeit mit der neuronalen Entwicklung und Strukturierung unseres Gehirns (vgl. Calvin, 1995, S.165 ff.). Wie bei der Erstellung eines Totempfahles erhält auch unser Gehirn seine Konturen dadurch, dass wegfällt, was nicht gebraucht wird, und nur das übrig bleibt, was an Mustern benötigt wird. Manchmal müssen dabei vielleicht auch Teile der ganzen Figur neu gestaltet werden, neue Linien überlagern dann alte. Das wäre etwa ein Bild für „Umlernen". Bei besonders tief eingeritzten Linien wird es aber besonders schwierig, sie durch neue Linien zu überdecken. Genau so schwer fällt es unserem Gehirn, alte, bewährte Muster durch neue zu ersetzen. Deswegen ist Umlernen auch so ungewöhnlich schwer – besonders wenn es um Routinen und liebgewordene Gewohnheiten und Ansichten geht.

Aus diesen neuronalen Erkenntnissen lassen sich Konsequenzen für gehirngerechtes Lernen und eine entsprechende Lerngestaltung formulieren.

1. Je häufiger bestimmte ähnliche Muster angeboten werden und als Signale vom Gehirn aufgenommen und verarbeitet werden, desto größer und intensiver wird die Repräsentanz dieser Muster in unserem Gedächtnis. Das verweist darauf, dass wir z. B. Übungsformen favorisieren sollten, die häufiger, aber kürzer angelegt sein sollten.

2. Je intensiver solche Inputs auch in leichter Varianz angeboten werden, desto größer werden auch die im Gehirn entstehenden Repräsentanzflächen und damit eben auch die musterbezogene Speicherkapazität neuronaler Verbände. Für Übungsformen

würde das etwa bedeuten, dass sie zusätzlich ganz gezielt leichte Variationen haben sollten, damit für den inhaltlichen Kern des Lerngegenstandes eine breitere neuronale Repräsentanzfläche sich entwickeln kann.

3. Regeln und Muster werden nicht als einzelne Regeln und Muster gelernt, sie werden vielmehr aus wiederkehrenden Beispielen und modellhaften Situationen extrahiert und zu Regeln und Mustern verdichtet. Natürlich kann man Regeln mechanisch auswendig lernen. Um sie aber zu verstehen, ihren Sinn und ihre Bedeutung zu internalisieren, ist es wichtig, dass sich das Regelhafte als neuronales Muster durch entsprechende Beispiele und Wiederholungen aufbauen kann. Nur verstandene Regeln können langfristig auch dann noch sinnvoll angewendet werden, wenn die Aufgabenstellung z. B. leicht variiert und die formal gelernte nicht mehr passt.

4. Wenn ein Lerngegenstand mehrere spezifische Muster, also unterschiedliche, aber aufeinander bezogene Inputmuster aufweist (z. B. fachbezogene, alltagsnahe, sozial-kooperative, emotionale ...), dann führt auch dies zu einer Ausweitung neuronaler Repräsentanz. Der Lerngegenstand wird dadurch nämlich mit eben diesen seinen unterschiedlichen Mustern (Aspekten, Attributen, Assoziationen ...) wahrgenommen und in entsprechende Gedächtnisstrukturen überführt. Da der Lerngegenstand so mit seinen unterschiedlichen Aspekten auch an unterschiedlichen Stellen unseres Gehirns neuronale Repräsentationen aufweist, ist er leichter, besser, genauer und über unterschiedliche Zugänge wieder zu erinnern. Für Verstehens-, und Übungsprozesse bedeutet dies, dass es hilfreich ist, Lerngegenstände in unterschiedliche Kontexte zu stellen (Situiertheit) und diese Kontexte auch dadurch bewusst zu machen, dass sie beim Üben, bei systematischen Erinnerungsprozessen, beim Anwenden wieder prä-

sent gemacht werden. Bezogen auf Übungsformen ist der oft gebrauchte Begriff „intelligentes Üben" aus neurophysiologischer Sicht deswegen auch eher irreführend. Es gibt letztlich nur gehirnfreundliche oder gehirnunfreundliche Übungsformen und – darauf bezogen – von der Lehrperson intelligent oder weniger intelligent gestaltete Übungsarrangements.

5. Neuronale Muster bauen häufig aufeinander auf, bilden gewissermaßen Abfolgen von einfachen zu komplexer werdenden Mustern. Im Prozess des Verstehens durchlaufen wir unterschiedliche Prozesse der Mustererkennung, die von einfachen akustischen oder optischen Wahrnehmungen bis zu dauerhaften Verhaltensänderungen reichen. Es ist wichtig, sich diese Abfolgen und Hierarchien bewusst zu machen und sie bei der Gestaltung von Lernprozessen zu berücksichtigen. Das Zitat, das dieses Kapitel einleitet, weist nachdrücklich darauf hin, dass wir z. B. nicht schon deswegen etwas verstanden haben, weil wir etwa einen Vortrag gehört oder einen Text gelesen haben. Hören, Verstehen, Akzeptieren und entsprechendes Handeln sind jeweils eigenständige Muster. Sie entstehen nicht automatisch, sondern müssen, jedes einzelne Muster für sich, als eigenständiger Prozess angesehen und im Lerngeschehen entsprechend verankert werden. Die Übergänge zu den jeweils komplexeren Mustern müssen ebenfalls intensiv eingeübt werden, damit die nächst höhere und komplexere Leistung überhaupt erbracht werden kann. Das beginnt dann etwa bei systematisch geübten Formen der Informations- und Textverarbeitung, führt über Klärung und Bearbeitung von z. B. widersprüchlichen individuellen Erfahrungen und Wissensbeständen zu einem möglichen Spektrum von einübbaren Handlungs- und Verhaltensmustern. Damit sich daraus dann so etwas entwickeln kann wie Routinen (im Sinne von „beibehalten"), bedarf es dann oft immer noch vieler entsprechender Übungs- und Anwendungsphasen.

6. Es ist für die Lerngestaltung wichtig, zwischen expliziten und impliziten Lernvorgängen und -mustern zu unterscheiden. Deklaratives Wissen erwerben wir eher bewusst; wir lesen ein Sachbuch, hören einen Text, sehen eine TV-Sendung und können – wenn wir denn die jeweiligen Inhalte verarbeiten konnten und weitgehend verstanden haben – die jeweils neu erworbenen Kenntnisse mindestens über eine gewisse Zeit explizieren und sie mit anderen kommunizieren. Wenn wir solche Kenntnisse fest und nachhaltig gespeichert haben, spricht man von „expliziten Wissensbeständen".

Nicht alles, was wir lernen, lernen wir allerdings explizit und bewusst. Motorische Verhaltensweisen etwa, soziale Einstellungen, emotionale Reaktionen, Attitüden, Haltungen, Motivationen ..., aber auch lebens- und alltagsweltliche Kenntnisse erlernen wir häufig unbewusst, implizit. Wir lernen sie z. B. dadurch, dass wir uns über längere Zeit in Kontexten bewegen, in denen diese Muster von den uns umgebenden Personen und Gruppen durchgängig oder doch überwiegend in ihren Verhaltensweisen benutzt werden und sich für uns somit als erfolgreich, alltagstauglich und viabel erweisen. Wir nehmen solche Muster unbewusst als Modelle wahr und übernehmen sie oft unreflektiert als eigene Orientierungsmuster. Solche impliziten Modelle erweisen sich gerade deswegen als ungewöhnlich stabil, weil sie auf einem langen Muster-Entwicklungsprozess basieren und entsprechend stark neuronal repräsentiert sind. Besonders für pro-soziale Verhaltensweisen, für Einstellungen und Motivationen zum Lernen selbst, für wertorientiertes Urteilen und Handeln müssen Schule und Unterricht eben auch über sinnvolle und wirksame Formen impliziter Musterbildung nachdenken, z. B.:

– Was eine Schule an konkreten Strukturen und Modellen entwickelt hat, damit Schüler/-innen sich an der Gestaltung des schulischen Alltags beteiligen, sich um andere kümmern,

108

Konflikte friedlich lösen, Mitschülern/-innen beim Lernen helfen können, ist für die Entwicklung pro-sozialer Fähigkeiten wie Engagement, Hilfsbereitschaft, Solidarität etc. häufig bedeutsamer und nachhaltiger als viele Unterrichtsstunden, in denen „nur" darüber geredet wird.

- Wie Lehrer/-innen selbst von ihrem Fach, von ihrem Lerngegenstand, einem fachlich-sachlichen Problem „positiv angesteckt" sind und ihr fachliches Engagement erkennbar wird, beeinflusst ganz offensichtlich die Lernmotivation der Schüler/-innen in ganz besonderem Maße; „Experten-Novizen-Modelle" bestätigen z. B. die hohe Wirksamkeit solcher impliziten Lernmuster.

- Wenn es um Wertorientierung und um ein entsprechendes soziales Verhalten geht, dann bleiben alle dazu gehaltenen Unterrichtsstunden ohne Ergebnis, sind sogar contrafinal, wenn die Werte, die als wichtig dargestellt werden, nicht auch von allen in der Schule arbeitenden Personen und Gruppen respektiert und durch eigenes Verhalten („musterhaft" im doppelten Sinne!) beglaubigt werden. Hier bestätigt sich neuronal das, was in einem anderen Beschreibungsparadigma „geheimer Lehrplan" genannt wird.

Das Erklärungskonzept „Musterbildung und Mustererkennung" ist ganz offensichtlich nicht nur für die Beschreibung neuronaler Prozesse von Bedeutung; es hat gute und nachvollziehbare Passungen für den Bereich des Übens, des Erwerbs von deklarativen Wissensbeständen und für implizite Lernvorgänge in Schule und Unterricht. Sie bestätigen in hohem Maße bereits erfolgreiche pädagogische und didaktische Ansätze.

Muster und Mustererkennung sind aber nicht unabhängige, gewissermaßen „autonome" Prozesse. Unser Gehirn nimmt nämlich nicht alle und nicht alle möglichen Sinnesreize auf, verarbeitet sie zu Mustern und speichert sie. Das würde – um das Bild vom Schnitzen noch einmal zu bemühen – nämlich nicht zu einem konturierten, sinnvoll gestalteten Totempfahl, sondern eher zu einem mit chaotischen Linien und Figuren bedeckten Holzstamm führen, auf dem man eigentlich nichts Richtiges und Sinnvolles erkennen und vor lauter Linien keine Muster erkennen kann.

Im „Gewühl unserer Sinne" wählt unser Gehirn vielmehr aus und sorgt, wie im nachfolgenden Abschnitt verdeutlicht werden soll, für „sinn-volle", viable und tragfähige Wahrnehmungs- und Erinnerungsstrukturen, mit deren Hilfe wir uns in dieser Welt zurechtfinden können.

2. Sinn, Relevanz und Bedeutung

> „Woher soll ich wissen,
> was ich denke,
> bevor ich verstanden habe,
> was ich gesagt habe?!"

Unsere Vorstellungen über unser eigenes Gehirn sind – wie Umfragen zeigen – stark davon geprägt, dass wir es als eine Art Computer ansehen, in den Eindrücke, Informationen, Erlebnisse eingegeben, gespeichert und wieder abgerufen werden. Dieser Vergleich ist aber in einem ganz fundamentalen Sinne falsch. In einen Computer können wir stundenlang Daten, Bilder, Texte etc. eingeben, auch absolut unsinnige; ein kurzer Speicherbefehl reicht, und unser PC wird alle eingegebenen Daten genau so abspeichern und sie nach zwei Minuten oder zwei Jahren genau so wieder auf dem Bildschirm darstellen, wie sie eingegeben wurden. Das eben kann unser Gehirn nicht. Unser Gehirn kann aber weit mehr als ein Computer. Zu den entscheidenden Unterschieden zwischen Computer und Gehirn gehört es u. a., dass unser Gehirn zum einen nach Kategorien von

„Sinn", „Relevanz" und „Bedeutsamkeit" arbeitet, dass es zum zweiten – auch unabhängig von Außeneindrücken – aufgenommene Eindrücke eigentätig verarbeitet und dass es schließlich drittens in parallel ablaufenden unterschiedlichen Verfahren neue und bereits verarbeitete Eindrücke miteinander vernetzt und verarbeitete Erfahrungen miteinander in Beziehung bringt. Wir lernen und behalten eigentlich auch nur das, was Sinn ergibt, was wichtig für uns ist und was für uns Bedeutung hat.

Die zentrale Stelle, an der dieser Prozess der Bedeutungszumessung, der Wichtigkeitsbestimmung in unserem Gehirn abläuft, ist der Hippocampus. In der englischsprachigen Fachliteratur wird seine Bedeutung mit dem Wort „hub" („Nabe, Radnabe") treffend charakterisiert, um die sich alles, was irgendwie mit Lernen zu tun hat, letztlich dreht.

In der Tat ist der Hippocampus von überragender Bedeutung für unsere Lern- und Verarbeitungsprozesse. Er ist zuerst einmal eine Art „Neuigkeitendetektor" (Spitzer) und als solcher für die Unterscheidung von alt, bekannt, unwichtig, unbedeutend, uninteressant und neu, unbekannt, wichtig, bedeutsam, interessant zuständig.

Zum zweiten sorgt er aber auch dafür, dass Fakten, Ereignisse, Situationen und Neuigkeiten auch tatsächlich bewusst wahrgenommen und verarbeitet werden. Wenn der Hippocampus eine Sache als neu, als interessant, als bedeutsam und wichtig identifiziert und entsprechend gewichtet hat, bildet er „neuronale Repräsentationen" aus, d. h. er macht sich daran, diese Zusammenhänge zu speichern. In bildgebenden Verfahren kann nachgewiesen und demonstriert werden, dass und wie sich die neuronalen Potentiale der entsprechenden Zellverbände und Cluster intensivieren und vergrößern.

Drittens verfügt er offensichtlich zusätzlich auch noch über die Fähigkeit, nicht vollständige Informationen auf Grund eigener, bereits existierender neuronaler Repräsentationen zu vervollständigen und sie damit stimmig zu machen, wo dies „sinnvoll" erscheint.

Und viertens schließlich sorgt der Hippocampus dafür, dass wichtige Ereignisse, Neuigkeiten und Zusammenhänge in langfristigere Speicherstrukturen überführt werden. Diese letztgenannte Funktion vor allem macht ihn zum Dreh- und Angelpunkt unserer Speicher- und Erinnerungsprozesse. Im Gegensatz zu unserem Kortex, der Großhirnrinde, lernt der Hippocampus nämlich neue und wichtige Einzelheiten, Ereignisse und Episoden zwar schnell, aber er verfügt nur über eine relativ geringe Speicherkapazität. Unsere Großhirnrinde hat dagegen eine schier unbegrenzte Speicherkapazität, sie lernt (verändert ihr neuronales Potential) aber nur sehr langsam und eigentlich erst dadurch, dass bestimmte Informationen und Muster immer wieder, auch in neuen Zusammenhängen und unterschiedlichen Kontexten, angeboten und verarbeitet werden. Genau diese Prozesse bewirkt der Hippocampus. Er leitet das an die deutlich größere Speichereinheit Kortex weiter, was er selbst als bedeutsam gewichtet und gespeichert hat. Und das auch und ganz besonders in unseren Ruhe- und Schlafphasen. Hippocampus und Großhirnrinde arbeiten dabei gleichzeitig arbeitsteilig und synchron. Der Hippocampus fungiert damit gewissermaßen als „Trainer und Lehrer des Kortex". „Immer dann, wenn der Hippocampus etwas (vorläufig) gelernt hat, wird nachfolgend ‚off-line' das Gelernte zum Kortex übertragen. Dies geschieht z. B. im Tiefschlaf. Auf diese Weise speichert der prinzipiell sehr langsam lernende Kortex im Laufe der Zeit alles Wichtige, was zuvor eben im Hippocampus gespeichert worden war." (Spitzer, 2002, S. 125, vgl. auch S. 22 ff.)

Wenn man nun noch bedenkt, dass mehr als 90 Prozent der Aktivitäten unserer neuronalen Netze mit gehirninternen Prozessen der Verarbeitung, Vernetzung, Sortierung, Abgleichung, Überprüfung etc. beschäftigt sind, dann wird verständlich, wie bedeutsam die Funktion des Hippocampus für nachhaltiges Lernen ist. Einige Neurobiologen gehen sogar davon aus, dass weit über 99 Prozent aller Gehirntätigkeiten gehirninterne Prozesse sind und maximal 1 Prozent unserer neuronalen Aktivitäten mit der Verarbeitung von Informationen und Eindrücken beschäftigt sind, die uns von außen über unsere Sinne erreichen oder durch die Sinne ausgewählt werden.

Unser Gehirn nimmt also – anders als ein Computer – nicht einfach alles auf, verarbeitet es zu Mustern und speichert diese ab; vielmehr bewertet und gewichtet es die Vielzahl der über unsere Sinne einstürmenden Eindrücke und beteiligt sich bearbeitend, sortierend und vernetzend am Aufbau von Gedächtnissen. Der Plural wird hier deswegen gewählt, weil die Kognitionsforscher unterschiedliche Gedächtnisformen und die damit zusammenhängenden neuronalen Strukturen voneinander unterscheiden. Bezogen auf die zeitliche Verfügbarkeit und die Kapazität gespeicherter Informationen unterscheiden sie z. B. Ultrakurzzeit-, Kurzzeit- und Langzeitgedächtnis, bezogen auf die Inhalte ein deklaratives (explizites Wissen) und ein nicht-deklaratives (implizites Können) Gedächtnis.

Unser deklaratives Gedächtnis lässt sich noch einmal unterteilen in ein semantisches und ein episodisches Gedächtnis. In unserem semantischen Gedächtnis werden z. B. Fakten, Kenntnisse, unser Sachwissen von der Welt, Sprache, Denkkonzepte, Regeln, Zeit- und Raumbezüge, mathematische Lösungszugänge u. Ä. gespeichert. Über dieses Weltwissen verfügen wir auch unabhängig von den konkreten Lernkontexten, in denen wir dieses Wissen erworben haben. Wir können also solche Wissensbestände zwar wieder bewusst abrufen, können aber z. B. nicht unbedingt genau rekonstruieren, in welchen unterrichtlichen Settings wir die jeweiligen sprachlichen oder mathematischen Wissensbestände und Kompetenzen erworben haben.

In unserem episodischen Gedächtnis werden dagegen vor allem unsere autobiographischen Erlebnisse, Ereignisse und Erfahrungen sowie deren situative und zeitliche Einbindungen gespeichert. Als nicht-deklarativ wird auch unser prozedurales Gedächtnis bezeichnet. Es speichert solche Fähigkeitsmuster, die sich weitgehend einer expliziten Bestimmung entziehen.

Diese betreffen etwa verhaltensmodifizierende Lernvorgänge, wie z. B. das Lernen von motorischen oder kognitiven Routinen (z. B. motorische Routinen wie Treppen steigen, Tennis spielen oder kognitive Routinen wie das Erlernen von Sprache), manuelle Fertigkeiten, klassisches Konditionieren oder nicht-assoziatives Lernen. Auf solche Gedächtnisfunktionen und Routinen können wir zugreifen, ohne groß darüber nachdenken zu müssen und ohne, dass wir sie uns jedes Mal explizit in Erinnerung rufen müssten.

Sowohl das semantische wie das episodische Gedächtnis beziehen sich auf ganz bestimmte „Inhalte"; das semantische eben auf bestimmte Fakten und abstraktes Wissen, das episodische vor allem auf bildhafte Vorstellungen und Erfahrungen. In diesem Sinne sind diese beiden Gedächtnisformen referentiell.

Das Spezifische unserer neuronalen Speicher- und Erinnerungsprozesse besteht nun allerdings darin, dass wir das, was wir wahrnehmen, nicht einfach „pur" abspeichern, behalten und genauso wieder erinnern. Vielmehr ist es so, dass immer dann, wenn wir uns an Ereignisse, an Eindrücke, Zusammenhänge oder gemachte Erfahrungen erinnern, wir nicht auf die „eigentlichen" Ereignisse, Eindrücke, Zusammenhänge, Erfahrungen ... „in Reinkultur" zurückgreifen können, sondern immer nur auf die von unserem Gehirn gespeicherten Formen ihrer Verarbeitung. Verarbeitet heißt dabei, dass die jeweils aufgenommenen Informationen zum einen bereits mit einer Vielzahl von kontextuellen Bezügen abgespeichert worden sind. „Wenn man sich erinnert, dann nicht an die Sache selbst, sondern nur an das letzte Mal, wo man sich an sie erinnert hat"

(John Barlow zitiert nach Calvin, 1995, S. 168). Häufig erinnerte und erzählte Situationen (z. B. die hundertmal erzählten Geschichten „von früher") bekommen dadurch manchmal sogar eine Art „Eigenrealität"; sie werden in diesem Sinne selbst „real" und werden zunehmend auch vom Erzähler selbst als „wirklich" empfunden, auch wenn die „erinnerten Erinnerungen" am Ende möglicherweise noch so sehr faktisch von den tatsächlich erfahrenen Situationen abweichen. Solche häufig erzählten Geschichten gehören zu den besonders tief eingeschnitzten Mustern, an die man sich noch im hohen Alter erinnert, selbst wenn man viele „jüngere" Erinnerungen oder gerade erlebten Ereignisse schon wieder vergessen hat.

Die vom Gehirn neuronal hergestellten Kontexte können sich zum einen in unterschiedlicher Intensität auf situative, emotionale, interaktive, motorische, haptische, soziale etc. Anteile beziehen, die im Prozess des Wahrnehmens offensichtlich von besonderer Bedeutung waren.

Diese hergestellten Bezüge führen zum zweiten auch dazu, dass unsere verarbeiteten Erfahrungen an ganz unterschiedlichen Stellen und in unterschiedlichen Strukturen unserer neuronalen Gedächtnisnetzwerke abgelegt und gesichert werden. Das sieht auf den ersten Blick nach einer Verschwendung von neuronaler Aktivität und Gehirnkapazität aus, erweist sich aber letztlich als höchst ökonomisch. Die vielfältigen Vernetzungen sorgen nämlich dafür, dass wir auf ganz unterschiedliche Weise wieder an die gespeicherten „Inhalte" gelangen können. Wir erhalten dadurch sozusagen ein ganzes Bündel von „Schlüsseln" – sprich Erinnerungszugängen –, um Erfahrenes und Gelerntes wieder „erschließen" zu können. Selbst wenn wir einen oder mehrere Schlüssel gerade nicht parat haben, helfen uns andere dabei, die notwendigen Zugänge zu finden; mit den „erinnerten Erinnerungen" werden dann übrigens oft auch die verlegten anderen „Schlüssel" wieder reaktiviert.

Viele Neurophysiologen gehen heute davon aus, dass die skizzierten neuronalen, intern verarbeiteten Prozesse eine bedeutsamere Rolle für unsere Erinnerung spielen, als man bisher geglaubt hat. Es scheint so zu sein, dass unsere Erinnerungen viel stärker von internen Bearbeitungsprozessen abhängen als von den so genannten „authentischen" Real-Erfahrungen.

Aus solchen neurobiologischen Erkenntnissen ergeben sich deutliche Hinweise für die Gestaltung unterrichtlicher Lernprozesse, wenn es etwa um die Optimierung unserer Gedächtnisleistungen geht.

1. Lehrer/-innen sollten Angebote machen, die es den Schülerinnen und Schülern ermöglichen, ihre individuellen und subjektiven Erfahrungen mit den jeweiligen Lerngegenständen zu verbinden. Der Lerngegenstand kann so in seinem Sinn, in seiner Bedeutsamkeit für das eigene Lernen, den Alltag, das eigene Verständnis wahrgenommen werden;

2. Lehr- und Lerngegenstände sollten vielfältige Zugänge aufweisen und mehrkanalige, kognitive und emotive Verarbeitungsformen miteinander kombinieren. Sachinformationen können z. B. mit Geschichten, Ereignissen, Erfahrungen anderer Menschen etc. verbunden werden. Da Sinn und Bedeutung auch individuell variieren können, ist es wichtig, unterschiedlich strukturierte Sinn-Angebote herzustellen. Das kann z. B. durch starke interaktive, kooperative und soziale Einbindungen geschehen. Durch die Einbeziehung anderer Mitschüler/-innen entsteht ein größeres Spektrum von Aspektuierungen eines Lerngegenstandes, divergenten Lösungsansätzen oder auch gemeinsam getragenen Lösungen;

3. Lernangebote sollten ganz gezielt mit hohen Neuigkeitswerten, überraschenden Darstellungen, auch „Rätseln", kognitiven „Widerständen" etc. operieren und durch außergewöhnliche Aspekte und situative Besonderheiten Aufmerksamkeitssteigerung erzielen. Nur wenn unser Hippocampus angeregt wird,

leistet er seinen Beitrag für eine erste Speicherung und später für eine Weiterleitung an unseren Kortex. Geeignet dazu sind etwa neue situative Bedingungen, neue Lernorte, neue Lernanreize und Lernaufgaben, neue Anforderungen zur Aktivierung von Interesse und Aufmerksamkeit etc.;

4. Sie sollten darüber hinaus lernerspezifische Strukturierungsangebote beinhalten, die beim Aufbau stabiler Repräsentations- und Behaltensmuster helfen können und die Übertragbarkeit in unser Langzeitgedächtnis erleichtern. Das kann durch einfache Strukturskizzen, mind-maps, Kernsätze, Kurz-Memos etc. geschehen. Schülerinnen und Schüler müssen solche unterschiedlichen Strukturierungs- und Gedächtnishilfen kennen lernen und selbst erfahren, welche für sie individuell die geeigneten sind. Dazu gehören aber u. a. auch Ruhephasen, in denen Gelerntes sich „setzen und vernetzen" kann, in denen man z. B. einzelne Lernphasen noch mal mental an sich vorbei ziehen lässt, bestimmte Lernergebnisse sich nochmals „ausmalt" oder das, was man behalten hat, anderen erzählt. Gerade der Zugang, anderen das zu erklären, was man selbst zu verstehen versucht, ist ein ungewöhnlich wirksames Mittel, neuronale Strukturierungsformen zu unterstützen.

3. Emotionalität und Kognition

> „Was den Menschen umtreibt, sind nicht Fakten
> und Daten, sondern Gefühle, Geschichten
> und vor allem andere Menschen."
> (Spitzer, 2002, S. 160)

Die neurobiologische Forschung der vergangenen Jahre hat auch zu einem neuen Verständnis des Zusammenwirkens von kognitiven und emotiven Prozessen geführt. Vor allem die Dualismen von Körper – Geist, Gefühl – Verstand sind weitgehend aufgelöst worden und haben einem neuen Verständnis vom Zusammenwirken kognitiver und emotiver Prozesse Platz gemacht. Es wird dabei zunehmend erkennbar, dass emotionale Zugänge für unsere Urteils-, Entscheidungs- und Handlungsprozesse viel bedeutsamer und im wörtlichen Sinne entscheidender sind, als wir das bisher angenommen haben. Faktisch ist es so, dass emotionale Zugänge messbar schneller ablaufen als unsere kognitiven, reflektierenden. Das heißt, bevor „wir selbst" uns entscheiden, etwas zu „wollen", haben die für unsere Emotionen zuständigen neuronalen Strukturen die Situation schon „bewertet" und entsprechende Aktionspotentiale aufgebaut. Experimente haben gezeigt, dass in der Tat einer kognitiven Entscheidung der Aufbau eines bereitgestellten Aktionspotenzials vorausgeht. Der bewusste Wille kann für die später ausgeführte Handlung nicht ursächlich verantwortlich sein, da er eindeutig später eingesetzt hat (vgl. etwa Mechsner, 2003, S. 78). Diese Erkenntnis hat zu dem oft zitierten Diktum geführt: „Wir tun nicht das, was wir wollen, wir wollen das, was wir tun!" Zurzeit findet verstärkt eine Diskussion darüber statt, ob wir – neurobiologisch gesehen – einen freien Willen haben und wie rationales und emotionales Bewusstsein zusammenwirken.

Ergebnisse aus dem Bereich der Emotionsforschung erweisen sich aber auch auf einer ganz praktischen Ebene als hilfreich. Emotionale Erregungszustände können sich z. B. positiv und negativ auf Lernen, auf Behaltensleistungen, auf die Aktualisierung von deklarativen Gedächtnisinhalten und Leistungspotenzialen auswirken. In angstbesetzten Situationen, unter Leistungsdruck und in Situationen, die als Überforderung wahrgenommen werden, verschlechtern Stresshormone nachweislich die Leistungsfähigkeit vieler neuronaler Funktionen und wirken sich vor allem leistungsmindernd auf den Hippocampus aus, der – wie schon aufgezeigt – eine ganz entscheidende Bedeutung für sinnvolles und nachhaltiges Lernen hat.

Negative Gefühle verändern regelrecht unsere kognitiven Stile. Wir können dann zwar immer noch solche Aufgaben bewältigen, die einfache Lösungsroutinen erfordern, aber wir sind deutlich blockiert, wenn es um Aufgaben geht, deren Lösung Kreativität, Assoziativität und divergentes Denken erfordern.

Aus positiver Sicht weist dagegen z. B. das Konzept der „emotionalen Intelligenz" darauf hin, dass wir mit Hilfe unserer Emotionen neue und tragfähige Zugänge zum Verstehen von Situationen herstellen und damit häufig schnelle und sinnvolle Verstehensprozesse organisieren. „Emotionen helfen uns beim Zurechtfinden in einer komplizierten und immer komplizierter werdenden Welt. Unser Körper signalisiert Freude oder Unbehagen lange bevor wir merken, warum." (Spitzer, 2002, S. 171, Damasio, 1995) In diesem Sinne gibt es eben nicht nur „emotionale Intelligenz", es gibt auch „intelligente Emotionen".

Aus neurobiologischer Sicht ist es weiterhin unabweislich, dass Fühlen und Denken eng zusammengehören und eine Trennung von emotionalen, affektiven und kreativen Zugängen und Sachinformationen, Fakten und Fachdisziplinen nicht gehirnfreundlich ist. Entsprechend fällt die Kritik an den bestehenden Schul- und Unterrichtsstrukturen aus. Dabei wird darauf verwiesen, dass in der Schule Lerninhalte weitgehend von der emotionalen und praktischen Beteiligung, der Erfahrungs- und Lebenswelt der Kinder und Jugendlichen getrennt werden; dadurch wird u. a. verhindert, dass sie sich auch mit ihren emotionalen Potenzialen an deren Bearbeitung beteiligen können.

Nun sind Gefühle nicht nur auf Lerngegenstände bezogen, sondern auch auf Lernkontexte. Schließlich lernen wir in der Schule mit anderen zusammen – auch wenn jeder letztlich nur für sich alleine lernen kann. Motivationale Antriebe, Begeisterung, Unwohlsein, Lernfreude und Lernängste entstehen eben auch durch die, die mit uns in Lernsituationen agieren. Das bezieht sich auf Lehrer/-innen ebenso wie auf die Mitschüler/-innen. Wie schon zum Stichwort „implizites Lernen" aufgezeigt, spielen die in Schule und Unterricht vorherrschenden emotionalen Modelle dabei eine entscheidende Rolle. Habe ich als Schüler/-in das Gefühl, dass „mein" Lehrer ernsthaft an mir, an meinen Gedanken und Vorstellungen, an meinen Lernfortschritten interessiert ist? Habe ich das Gefühl, dass er mir helfen will und helfen kann? Habe ich das Gefühl, dass er selber Spaß am Unterrichten hat, dass er von seinem Fach und von den damit verbundenen Inhalten und Arbeitsweisen selbst angetan ist? Habe ich dass Gefühl, dass meine Leistungen und unterrichtlichen Ergebnisse wertgeschätzt werden? Aus der empirischen Schul- und Unterrichtsforschung ist bekannt, wie wichtig es ist, dass Schüler/-innen die o. g. Fragen positiv beantworten können. Eine auf Wertschätzung individueller Fähigkeiten und Anstrengungen angelegte Lernatmosphäre und ein gutes soziales Klima sind Schlüsselvariablen für erfolgreiches Lernen und Leisten.

Und schließlich lässt sich das Verhältnis von Emotion und Kognition selbst als wichtiger Lernzusammenhang thematisieren. Unsere Gefühle können uns nämlich ebenso zu denken geben, wie umgekehrt unsere rationalen Entscheidungen und Begründungen bei uns oft auch ungute Gefühle hinterlassen können (vgl. Blesenkemper, 1998).

In der Tat sind viele unserer Motivationen, Entscheidungen, Optionen ... durch unsere emotionalen Grundstimmungen bestimmt, die sowohl entwicklungsabhängig als auch mentalitäts- und situationsspezifisch sind. „Bindungsgefühle" wie Freundschaft und Solidarität sind überindividuell ausgeprägte „emotionale tools", die z. B. die Stabilität von Gruppen sichern. „Ablösegefühle" wie Freiheitsdrang, Suche nach Selbstständigkeit, die sich z. B. besonders stark in Pubertätsphasen artikulieren, sind wichtige emotionale Voraussetzungen für die Entwicklung eigener Formen der Lebensbewältigung. „Wertaffine Gefühle" wie

Scham, Empörung, Schadenfreude ... verweisen darauf, dass wir häufig vor-rationalen Bewertungsmustern unterliegen. Dabei bewerten wir unsere Gefühle oft selbst wieder „gefühlsmäßig"; wir reagieren z. B. mit Schadenfreude auf den Patzer einer Person und schämen uns vielleicht kurz darauf, dass wir Schadenfreude empfunden haben (vgl. Schirp, 2000, S. 177 ff.).

Wenn schulische und unterrichtliche Konzepte dabei helfen, über eigene und fremde Gefühle nachzudenken und sich ihrer bewusst zu werden, dann leisten sie einen wichtigen Beitrag zur Entwicklung eines „vernünftigen Selbst-Bewusstseins".

Für die Gestaltung von Schule und Unterricht lassen sich unter den skizzierten Aspekten Entwicklungslinien für die Gestaltung von Lernarrangements formulieren.

1. Lernsituationen und methodische Gestaltungsformen sollten so angelegt sein, dass sie individuelle Lernverfahren und selbständige Lernprozesse unterstützen. Sie sollten für die Schüler/-innen unterschiedliche, individuell bedeutsame Zugänge zu deklarativen und episodischen Lernprozessen und zur Nutzung von Lernergebnissen aufzeigen und ihnen somit Erfahrungen von der positiven Bedeutung ihrer Lernprozesse und -ergebnisse vermitteln;

2. In diesen Lernarrangements sollten darüber hinaus variationsreiche Formen von Üben, Leistungsförderung und Leistungsdarstellungen zur Geltung kommen, die den jeweiligen Entwicklungsständen und den emotionalen Selbstkonzepten der Schüler/-innen Rechnung zu tragen versuchen. Das macht eine andere schulische Zeitorganisation, aber auch ein variables System der Leistungsfeststellung erforderlich. Nicht alle müssen alles zur gleichen Zeit können. Erst wer sich sicher ist und keine Angst vor Leistungsbewertung haben muss, kann seine optimale Leistung auch erbringen. Die jetzigen Formen von Leistungsförderung und -bewertung sind ja nicht lerntheore-

tisch oder gar neurobiologisch begründet, sondern eigentlich „nur" formal-organisatorisch;

3. Kooperative und soziale Lernarrangements sollten Lern- und Verstehensprozesse dort verstärken, wo sie einen Beitrag zur Verbesserung tragfähiger Selbstkonzepte der Lernenden leisten können. Sie sollten dabei ganz bewusst die emotionalen Erfahrungen der Lernenden einbeziehen und diese auch zur Sprache bringen. Das „Mit-Teilen" eigener emotionaler Beteiligungen kann so selbst wieder zu einem Teil eines kommunikativen Verstehensprozesses werden;

4. Das gegenseitige Wertschätzen von Anstrengungen und Ergebnissen muss zu einem festen Bestandteil von Schulklima und unterrichtlicher Lernatmosphäre werden. Wie Lehrer/-innen miteinander kooperieren, ob und wie sie gemeinsame Zielvorstellungen verdeutlichen können, wie sie ihr Interesse an ihrem Beruf, an der Entwicklung ihrer Schüler/-innen zeigen, ist von entscheidender Bedeutung für positive und leistungsfördernde Selbstkonzepte der Lernenden. Die Lehrenden müssen wissen, dass sie selbst „Modelle" für die Entwicklung von Verhaltens- und Einstellungsmuster sind;

5. Gefühle und darauf bezogene Verhaltensweisen müssen auch in Unterricht und Schulleben zu denken geben. Die Auseinandersetzung mit der eigenen Gefühlswelt, das Erlernen von Verfahren, die eigenen Gefühle auch zu kontrollieren und mit ihnen und denen anderer verantwortungsbewusst umzugehen, ist ein wichtiges Ziel schulischer Bildungs- und Erziehungsarbeit. Dazu gehört es auch, dass Schüler/-innen lernen, mit Leistungs-, Prüfungs- und Versagensängsten umzugehen. Neben entlastenden klimatischen Lernbedingungen sollten auch Bewegungs- und Entspannungsformen sowie kreative und musisch orientierte Lernzugänge zum festen Repertoire der Lehrer/-innen gehören.

Hier konnten nur drei wichtige neurobiologische Ansätze und ihre Bedeutung für die Lerngestaltung skizziert werden. Weitere Forschungsaspekte und -ergebnisse gilt es zu beobachten und darauf zu achten, was sich an Anregungen für Lernen und Lehren daraus gewinnen lässt. Zu den besonders spannenden und vielversprechenden Ansätzen gehört dabei zweifellos das Phänomen der Neuroplastizität. Darunter wird die periodische Entwicklung unseres Gehirns und die damit verbundenen Leistungen in unterschiedlichen Entwicklungsphasen verstanden. Neuronale Entwicklungen verlaufen ganz offensichtlich nicht immer linear, sondern in periodischen Schüben. Auch dies haben Eltern, Lehrer/-innen und Entwicklungspsychologen schon seit langem beobachtet und beschrieben. Interessant ist nun aber, dass die neurobiologische Forschung auf einer naturwissenschaftlichen Ebene diese Prozesse genauer bestimmen kann. So wird zunehmend beschreibbar, dass und wie spezifische Funktionsteile unseres Gehirns erst nach und nach ihr Potenzial entwickeln. Durch nachweisbare chemische Veränderungen im Gehirn („Myelinisierung") werden z. B. bestimmte neuronale Strukturen erst in die Lage versetzt, gezielter, differenzierter und flüssiger zu arbeiten. In bestimmten Lebensphasen sind wir dabei offensichtlich dadurch für bestimmte Einflüsse, Erlebnisse und Impulse in besonderem Maße offen. Die Neurobiologen sprechen von „neuronalen oder neuroplastischen Fenstern".

Diese mit Fragen der neuronalen Entwicklung und ihr Verhältnis zu bestimmten Lernleistungen sich befassende Periodizitätsforschung ist natürlich für Pädagogen von besonderem Interesse. Je genauer wir nämlich über solche Lernbedingungen und Lernmöglichkeiten Bescheid wissen, je besser können wir Lernarrangements den jeweiligen Entwicklungsständen der Lernenden anpassen und Über- und Unterforderung weitgehend vermeiden. Das wäre ein weiterer wichtiger Schritt in Richtung eines „gehirnfreundlichen" Lehrens und Lernens.

Ein Ausblick

Vieles, was bisher aus Sicht der Neuro-Wissenschaften an Konsequenzen formuliert wurde, ist für die meisten Pädagogen so neu und originell ja nicht; viele bereits erprobte und bewährte methodische und didaktische Ansätze finden ihre Bestätigung durch die Neuro-Wissenschaften. Viele dieser Entwicklungslinien für Schule und Unterricht liegen konzeptuell auch schon längst vor. Aber auch eine solche zusätzliche Absicherung bestehender pädagogischer Praxis aus naturwissenschaftlicher Sicht ist eine wichtige Funktion von Forschung. Einiges, was in unseren Schulen zur Routine geworden ist, müsste aus neurobiologischer Sicht allerdings neu überdacht werden. Dazu wäre es unbedingt notwendig, dass solche neurobiologischen Ergebnisse systematisch Eingang in die Lehrerausbildung der ersten und zweiten Phase finden. Dass z. B. handlungsorientiertes Lernen am effektivsten ist und eine neun Mal höhere Erinnerungsfähigkeit bewirkt als zum Beispiel das Lesen eines Textes, wissen wir zwar seit der Veröffentlichung der entsprechenden Studie der American Audiovisual Society vor zwanzig Jahren, umgesetzt davon ist allerdings noch recht wenig. Insofern kann Ulrich Schnabel wohl mit Recht formulieren: „Hirnforscher beweisen: Erkenntnis macht Lust, Lernen ist sexy. Nur in der Schule ist die Neurodidaktik noch nicht angekommen." (Schnabel, 2002, S. 48) Das liegt nicht zuletzt auch daran, dass es versäumt wurde, an vielen unterrichtspraktischen Beispielen zu zeigen, was denn handlungsorientiertes Lernen bezogen auf einzelne Jahrgänge, Fächer und Lerninhalte genau ist oder sein könnte.

Genügend nutzbare theoretische Informationsbestände liegen vor. Von ihnen kann sich jeder überzeugen, der Begriffe wie „Gehirnforschung" oder „Neurobiologie" in die Suchmaschine seines PCs eingibt. Man wird von der Fülle der Forschungszugänge und Ergebnisse geradezu erschlagen. Was fehlt, sind die kontinuierlichen Vermittlungs- und mehr noch Erprobungsebenen. Obwohl das Wissen über die biologischen Bedingungen von Lernen zum unverzichtbaren Professionswissen von Lehrern/-innen gehören müsste, findet sich in der Lehrerausbildung bisher eher recht wenig davon wieder. Noch gibt es im Studium eine deutliche Trennung von Neurowissenschaften, Lernwissenschaften, Fachwissenschaften, Didaktik und Methodik der Fächer und Lernbereiche. Von der viel beschworenen Interdisziplinarität ist auf dieser Ebene noch nicht viel zu merken. Eher kann man immer noch beobachten, dass auf entsprechenden Konferenzen die Neurobiologen sich nicht für die Fragen der Schul- und Unterrichtsexperten interessieren und umgekehrt die Schulexperten wenig Interesse an neurobiologischer Forschung zeigen. Was benötigt wird, sind Personen, Institutionen und Initiativen, die sich als „Brückenbauer" zwischen beiden Gruppen betätigen und „links" zwischen ihnen herstellen helfen.

Als Lichtblicke sind da vielleicht die folgenden Entwicklungen zu bewerten:

- An einigen Universitäten und Hochschulen sind inzwischen Lehrstühle für Neurodidaktik eingerichtet worden. Darüber hinaus entstehen Institute oder Zentren, die sich zunehmend gezielt auch mit den Auswirkungen neurobiologischer Forschung auf Lernen in Schule, Lehreraus-, Lehrerfort- und Weiterbildung befassen.
- Auch internationale Großorganisationen wie etwa die OECD haben die Bedeutung der „learning sciences" erkannt und Kongresse und workshops organisiert, in denen zwischen Theorie und Praxis vermittelt werden soll.
- Zunehmend interessieren sich aber auch engagierte Forscher dafür, wie neurobiologische Befunde in der schulischen Praxis genutzt werden können.

Die aus solchen Arbeitszusammenhängen entstehenden Beiträge auf Kongressen, in Lehrerseminaren und Fortbildungsveranstaltungen finden erstaunlich hohes Interesse bei Lehrerinnen und Lehrern. Für viele von ihnen sind neurobiologische Befunde und darauf sich beziehende neurodidaktische Konsequenzen offensichtlich interessante und das eigene Professionswissen erweiternde Zugänge, Lehr- und Lernprozesse besser zu verstehen und den eigenen Unterricht schülergerecht zu gestalten.

Literatur

Blesenkemper, K. (1998): Gefühle geben zu denken. In: Zeitschrift für Didaktik der Philosophie und Ethik, H. 4, 254–265.

Calvin, W. H. (1995): Die Symphonie des Denkens. Wie Bewusstsein entsteht. München: dtv.

Damasio, A. R. (1995): Descartes' Irrtum. Fühlen, Denken und das menschliche Gehirn. München: List.

Damasio, A. R. (1999): Ich fühle, also bin ich. Die Entschlüsselung des Bewusstseins. München: List.

Goleman, D. (1996): Emotional Intelligence. Why it can matter more than IQ. New York: Bloomsbury.

Fletcher, Mark (2001): Teaching for Success. The Brain-Friendly Revolution in Action. Hythe, Kent.

Friderici, A. (2002): Wie Sprache auf die Nerven geht. In: MaxPlanckForschung 3, 52–57.

Maturana, U. (1996): Was ist erkennen? Die Welt entsteht im Auge des Betrachters. München: Goldmann.

Mechsner, F. (2003): Dein Wille geschehe? Wie frei ist unser Wille?, GEO H. 1 (Januar), 65–84.

Metzinger, Th. (1995): Das Problem des Bewusstseins. In: Metzinger, Th. (Hg.): Bewusstsein. Beiträge aus der Gegenwartsphilosophie, Paderborn, München, Wien, Zürich: Mentis-Verlag, S.15–53.

Pinker, S. (1999): How the Mind Works. London: Penguin.

Ratey, J. J. (2001): Das menschliche Gehirn. Eine Gebrauchsanweisung, Düsseldorf u. Zürich: Piper.

Roth, G. (2001): Das Gehirn und seine Wirklichkeit. Kognitive Neurobiologie und ihre philosophischen Konsequenzen. Frankfurt am Main: Suhr-kamp, 6. Aufl.

Schirp, H. (2000): Praktische Philosophie in Nordrhein-Westfalen. In: Schilmöller, R. u. a. (Hg.): Ethik als Unterrichtsfach. Münster: Lit-Ver-lag, S. 111–133.

Schirp, H. (2001): Social Learning and Values Orientation. A Contribution to Quality Development and to a Democratic School Culture. In: Let-schert, J. (Hg.): Turning the Perspective. New Outlooks for Education. Enschede (slo), S. 129–153.

Singer, W. (2002): Der Beobachter im Gehirn. Essays zur Hirnforschung, Frankfurt: Suhrkamp.

Schnabel, U. (2002): Auf der Suche nach dem Kapiertrieb. Wie die Welt in den Kopf kommt. In: Die Zeit Nr. 48, 21.11.2002.

Spitzer, M. (2000): Geist im Netz. Modelle für Lernen, Denken und Han-deln. Heidelberg u. Berlin: Spektrum.

Spitzer, M. (2002): Lernen: Gehirnforschung und die Schule des Lebens. Heidelberg u. Berlin: Spektrum.

Wie viel Hirn braucht die Schule?
Chancen und Grenzen einer neuropsychologischen Lehr-Lern-Forschung

Von Elsbeth Stern

1. Lernvorgänge im Gehirn – eine faszinierende Perspektive

Als Kognitionspsychologin verfolge ich die Fortschritte in der Gehirnforschung mit großem Interesse. Zwar wissen wir seit langem, dass die Funktion des Gehirns nicht nur darin besteht, die Körpertemperatur zu regeln, wie man noch im Mittelalter glaubte, sondern dass in diesem Organ unter anderem Wünsche, Ziele, Hoffnungen und Ideen geboren werden. Mit Hilfe bildgebender Verfahren zu sehen, dass das Gehirn auf bestimmte Informationen wirklich reagiert, bleibt faszinierend. Manche Erkenntnisse der Gehirnforschung sind zudem beruhigend, weil sie optimistisch stimmen, was die geistige Flexibilität und Plastizität des Gehirns über die Lebensspanne hinweg angeht. Dazu gehört beispielsweise, dass die Lokalisierung bestimmter geistiger Funktionen im Gehirn flexibel ist. Durch Krankheit oder Unfälle ausgelöste Läsionen gehen nicht zwangsweise mit dauerhaften irreparablen Schäden in der geistigen Funktionsfähigkeit einher. Auch die Dichotomie der Hirnhälften (linke Seite sprachlich, rechte Seite räumlich-visuell) ist weniger determiniert, als dies lange Zeit angenommen wurde.

Aufgrund der großen Plastizität des menschlichen Gehirns ergeben sich bisher keine wesentlichen Einschränkungen für die Entwicklung von Lerntheorien in komplexen Inhaltsbereichen. Konkret heißt dies, dass z. B. psychologische Theorien zum Textverständnis (Kintsch, 1998) oder zur Integration von sprachlicher und bildlicher Information noch nicht aufgrund von Ergebnissen der Gehirnforschung modifiziert werden müssen.

Zu den interessanten Ergebnissen der neueren Gehirnforschung gehört auch, dass wir uns bei der Erforschung höherer geistiger Prozesse, die dem Menschen vorbehalten sind, nicht auf die Betrachtung der Großhirnrinde beschränken dürfen. Dazu gehört beispielsweise, dass sich die Funktion des Kleinhirns nicht – wie ich noch aus dem Grundstudium mitgenommen habe – auf die Regelung des Gleichgewichts beschränkt, sondern dass es auch an anspruchsvollen Lern- und Denkvorgängen beteiligt ist. In der psychologischen Lernforschung häufen sich Befunde, die zeigen, dass es enge Zusammenhänge zwischen Körperhandlungen und Denken gibt, wie z. B. beim Gestikulieren. Es kann erwartet werden, dass die Zusammenführung von Befunden aus der Psychologie und der Gehirnforschung mittelfristig zur Entwicklung integrativer Theorien des Denkens und Verhaltens führt.

Auch bezüglich der kindlichen Entwicklung in den ersten Monaten und Jahren hat die Gehirnforschung – allen voran die Arbeiten von Peter Huttenlocher – interessante Erkenntnisse gebracht. Insbesondere beeindruckt die Eigendynamik der Gehirnentwicklung bei Kindern. Sofern deren körperliche und emotionale Grundbedürfnisse befriedigt werden und die Sinnesfunktionen intakt sind, vollziehen sich Veränderungen im Gehirn, die nicht auf Umwelteinflüsse zurückzuführen sind. So nehmen im ersten Lebensjahr die Verschaltungen zwischen Synapsen in einem später nicht mehr erreichten Ausmaß zu. Vom dritten Lebensjahr an setzt dann ein rapider Abbau ein, der sich in abgeschwächter Form bis zur Pubertät fortsetzt. Zu den weitreichenden Irrtümern des letzten Jahrzehnts gehörte es, die Zunahme der Synapsendichte mit einer erhöhten Lernfähigkeit gleichzusetzen und in dem bald darauf einsetzenden Abbau von Synapsenverbindungen erste Zeichen geistiger Träg-

heit zu sehen. Die beschriebene Veränderung der Synapsendichte vollzieht sich teilweise vollständig ohne Reiz-Input, und
in den Fällen, in denen Reiz-Input benötigt wird, ist dieser von
so universeller Natur, dass er in einer Jurte in der Mongolei, einer Hütte in Afrika, einem Plattenbau in Berlin oder einer Villa
in Beverly Hills zur Verfügung steht.

Aus dem sprachlichen Input, den die Kinder im ersten Lebensjahr hören, entwickeln sie im ersten Lebensjahr die Fähigkeit zum Erkennen von Lauten der Muttersprache. Kinder sollten im ersten Lebensjahr Sprache hören. Dies kann geschehen,
indem man – wie in westlichen Kulturen üblich – sehr viel mit
dem Säugling spricht, wohl wissend, dass er nichts davon versteht. Aber auch die Gelegenheit zur Teilnahme an sprachlicher
Interaktion zwischen Dritten scheint für die sprachliche Entwicklung auszureichen.

Die frühkindliche Entwicklung stellt offensichtlich keine besonderen Anforderungen an die Umgebung, aber sie reagiert
empfindlich auf künstliche Eingriffe und Störungen. Wurden
beispielsweise Eier von noch nicht fertig ausgebrüteten Vögeln
geöffnet, führte die vorzeitige Lichteinwirkung zu einer verbes-
serten Sehfähigkeit der Tiere. Gleichzeitig waren sie aber dauerhaft in ihrer Hörfähigkeit beeinträchtigt (Lickliter, 1990). Erklärt
werden kann dies damit, dass die für die Verarbeitung akus-
tischer Information vorgesehenen Neuronen vom visuellen System besetzt werden. Diese Ergebnisse zeigen eindrucksvoll, wie
eigendynamisch sich die Gehirnentwicklung im Normalfall
vollzieht.

Sofern körperliche und emotionale Grundbedürfnisse des
Säuglings befriedigt sind, lassen sich kortikale Fehlentwicklun-
gen in den ersten Lebensjahren nicht mit Umweltfaktoren erklären, sondern sind häufig das Resultat von Sinnesdysfunktionen.
Schielen im Säuglingsalter ist nicht allein ein Schönheitsfehler,
und eine Mittelohrentzündung im ersten Lebensjahr ist mehr

als nur schmerzhaft: Sind beide Augen nicht richtig koordiniert, kann es bei der Belegung von Neuronen im visuellen Kortex zu Asymmetrien kommen, die die Sehfähigkeit langfristig beeinträchtigen. Ist die Hörfähigkeit beeinträchtigt, kann die Fähigkeit zur Differenzierung von Lauten so nachhaltig gestört werden, dass auch noch Jahre später der Schriftspracherwerb darunter leidet.

Derartige Ergebnisse der neurobiologischen Forschung sind von großer Bedeutung für den Umgang mit Säuglingen und Kleinkindern. Eine optimale Entwicklung ermöglicht man Kindern im ersten Lebensjahr nicht durch die Bereitstellung von komplexen und anspruchsvollen Lernumgebungen – die im besten Falle keinen Schaden anrichten –, sondern indem man ihre Sinnesfunktionen in Vorsorgeuntersuchungen prüfen lässt. Eine Beeinträchtigung der Hör- und Sehfähigkeit muss frühzeitig erkannt und behandelt werden. Ist eine Heilung nicht möglich, d. h. ist ein Kind dauerhaft blind und/oder taub, müssen rechtzeitig Kompensationsmaßnahmen eingeleitet werden, wie z. B. der Aufbau einer Zeichensprache. Inzwischen wissen wir, dass sich taube Kinder tauber Eltern, die von Anfang an in Zeichensprache kommunizieren, besser entwickeln als taube Kinder nicht-tauber Eltern. Sofern es keine Anzeichen für eine beeinträchtigte Hör- und Sehfähigkeit der Kinder gibt, muss man sich wenig Gedanken über die Lerngelegenheiten von Säuglingen und Kleinkindern machen. Wenn es sich anbietet – weil Personen mit unterschiedlichen Muttersprachen in der Familie leben –, sollte man dem Kind die Chance zur Mehrsprachigkeit geben, indem die verschiedenen Mitglieder der Familie konsequent ihre jeweilige Muttersprache mit dem Kind sprechen. Zu den wenigen Bereichen, in denen sich das sich schließende Zeitfenster als eine angemessene Metapher für die geistige Entwicklung herausgestellt hat, gehört der Zweitspracherwerb. Mit Hilfe von bildgebenden Verfahren konnten zwischen Erwachsenen, die eine Zweitsprache in den ersten drei Lebensjahren erworben haben, und solchen, die erst einige Jahre später damit begannen, Unterschiede in der Sprachverarbeitung festgestellt werden, auch wenn sich auf der Leistungsebene keine Unterschiede zeigten.

Die erwähnten Ergebnisse zum Zweitspracherwerb unterstreichen aber auch die Bedeutung der Bereichsspezifität des Lernens. Es gibt Kompetenzen und Inhaltsbereiche, deren Grundlagen bereits angelegt sind – man spricht auch von *start-up*-Mechanismen –, sodass das Lernen in diesen Bereichen privilegiert ist. Sprechen und Laufen gehören dazu, Prozesse der visuellen Mustererkennung, aber auch einfache Formen der Quantifizierung sowie Grundformen der sozialen Interaktion, z. B. Empathie und Aggression.

Die vielleicht interessantesten Ergebnisse können bei Castelli u. a. (2002) nachgelesen werden. Ein Blick in das Gehirn von älteren Autisten, die Aufgaben zur Perspektivübernahme inzwischen lösen konnten, zeigte eine deutlich verlangsamte Verarbeitung von Information über soziale Interaktion, verglichen mit Menschen mit geistiger Behinderung. Nicht-autistische Menschen sind mit *start-up*-Mechanismen ausgestattet, die eine schnelle Verarbeitung von Information über soziale Interaktion ermöglichen. Bei Autisten hingegen fehlen diese *start-up*-Mechanismen, und sie müssen deshalb Wissen über zwischenmenschliche Interaktion mühsam über andere Lernwege aufbauen.

Dass sich inzwischen auch auf kortikaler Ebene die Unterscheidung zwischen privilegiertem und nicht-privilegiertem Lernen vornehmen lässt, ist für die Betrachtung des schulischen Lernens von besonderer Bedeutung. Die Institution Schule wurde ja gegründet, um nicht-privilegiertes Lernen zu unterstützen oder überhaupt erst zu ermöglichen.

2. Auf den Inhalt kommt es an: Analyse von Wissens-domänen als zentrale Aufgabe der Lehr-Lern-Forschung

Die Gene der Spezies Mensch haben sich in den letzten 40 000 Jahren nicht wesentlich verändert, das zur Verfügung stehende Wissen hingegen beträchtlich. Allerdings vergingen etwa 35 000 Jahre bis zur Nutzung von Schriftzeichen. Zahlensymbole, aus deren Eigenleben sich viel später die Mathematik entwickelte – man denke an die Bedeutung der Null – und auf deren Grund-lagen wiederum Naturwissenschaften und Technik entstanden, kamen erst später hinzu. Analytische Geometrie oder Newtons Gesetze der Mechanik – beides zentrale Bestandteile des Curri-culums in der Sekundarstufe – gehören erst seit wenigen Jahr-hunderten zum Kulturgut der Menschheit. Von normal begab-ten Schulkindern werden in wenigen Jahren geistige Sprünge erwartet, die sich in der Menschheitsgeschichte über Jahrtau-sende vollzogen und an deren Entwicklung geniale Geister be-teiligt waren. Ermöglicht wird dies durch die Bereitstellung von professionellen Lern- und Übungsgelegenheiten, in denen Wis-sen angemessen portioniert über die Jahre aufgebaut werden kann (Stern/Schumacher, 2004).

Nicht-privilegiertes Lernen ist zeitaufwändig, daher ist Früh-förderung angesagt, und nicht etwa deshalb, weil das kindliche Gehirn ganz unspezifisch besser lernt. Dabei geht es allerdings nicht darum, Lernstoff einfach vorzuverlegen. Den Schrift-spracherwerb erleichtert man nicht, indem man bereits mit dreijährigen Kindern Buchstaben paukt. Geübt werden kann aber der Umgang mit Stiften, und mit gezielten Sing- und Sprechspielen lässt sich die akustische Struktur unserer Spra-che bewusst machen, was nachweislich das Lesenlernen er-leichtert. Eine sinnvolle Vorbereitung auf das Fach Mathematik besteht nicht in der Vorgabe von Rechenaufgaben, sondern in der spielerischen Sensibilisierung der Kinder für mathematische Muster in ihrer Umgebung. So kann rechtzeitig der unseligen Tendenz entgegengewirkt werden, Mathematik vorwiegend als das korrekte Ausführen von Rechenprozeduren zu verstehen. Auf naturwissenschaftliches Verständnis können Kinder vorbereitet werden, indem ihnen bestimmte Erfahrungen ermöglicht werden, z. B. dass der Wasserspiegel in einem Gefäß steigt, wenn ein Gegenstand eingetaucht wird. Darauf kann im Sachunterricht der Grundschule zurückgegriffen werden, wenn für das Schwimmen und Sinken von Gegenständen Erklärungen erarbeitet werden, die dann einige Jahre später das Verständnis von physikalischen Begriffen wie Dichte und Auftrieb erleichtern.

Eine sinnvolle Frühförderung muss also darauf abzielen, die Grundlagen für den Wissenserwerb in Bereichen zu legen, in denen kein privilegiertes Lernen erwartet werden kann.

3. Gute Lehrer wissen, wie Schüler lernen

Dass gute Lehrer wissen sollten, wie Lernen funktioniert, ist von Vertretern der Gehirnforschung häufig zu hören. In der Lehr-Lern-Forschung wird dieses Anliegen ebenfalls vertreten. Der Begriff des *pedagogical content knowledge* (fachspezifisches pädagogisches Inhaltswissen) ist seit vielen Jahren in der Lehr-Lern-Forschung etabliert. Darunter versteht man die Zusammenführung von Wissen über den Inhalt und Wissen über Pädagogik (Staub/Stern, 2002). Gute Lehrer haben eine Ahnung von dem Vorwissen, das ihre Schüler über den unterrichteten Inhaltsbereich mitbringen, und berücksichtigen dies. Sie ahnen auch, auf welchen Missverständnissen bestimmte Fehler der Lernenden beruhen, und sie können auf Fehler und Defizite ihrer Schüler mit gezielten Übungsaufgaben oder Erklärungen reagieren. Wissen über Neurotransmitter oder die Rolle von

Hippocampus und Mandelkern bei der Informationsverarbeitung allein reicht nicht aus, um die Schwierigkeiten der Schüler zu verstehen. Für jeden unterrichteten Inhaltsbereich muss derartiges Wissen erarbeitet werden, und von der Wissenschaftsgeschichte und der Entwicklungspsychologie können Lehrer hier mehr profitieren als von der Gehirnforschung.

Auch wenn man Parallelen zwischen Wissenschaftlern, die der Natur eine Gesetzmäßigkeit abringen, und lernenden Kindern nicht überstrapazieren sollte, so findet man doch manchmal Ähnlichkeiten zwischen wissenschaftlichen Irrtümern und Fehlvorstellungen von Schülern. Als Beispiel wird gern die Impetustheorie angeführt, die von Wissenschaftlern zur Erklärung der Bewegung von Objekten herangezogen wurde, bevor Newtons Mechanik die Physik revolutionierte. Die der Impetustheorie verwandte Vorstellung eines sich verbrauchenden Schwunges von in Bewegung versetzten Objekten entspricht einer weit verbreiteten Vorstellung von Schülern und auch erwachsenen Laien. Ähnliche Parallelen gibt es auch bezüglich der Vorstellungen von chemischen Reaktionen bei der Verbrennung: In der Wissenschaft ging man lange Zeit davon aus, dass eine neue Substanz (Phlogiston) entsteht, eine Annahme, die auch bei Laien noch immer verbreitet ist. Wenn Lehrer die Entstehungsgeschichte des zu unterrichtenden Inhaltsbereiches besser kennen, werden sie sensibel dafür sein, dass Schüler nicht in zwei Stunden Unterricht 200 Jahre wissenschaftlichen Fortschritt nachholen können.

Auch neuere Ansätze in der Entwicklungspsychologie können Lehrern helfen zu verstehen, warum sich Schüler mit manchen Inhalten so schwer tun. Bereichsübergreifende Entwicklungstheorien wie die von Piaget sind in den Hintergrund getreten. Die Frage, worin sich die Kognition von Kindern und Erwachsenen unterscheidet, wird heute mit „anders wissen" und nicht mit „besser denken" beantwortet. Kinder benutzen zwar oft die gleichen Begriffe wie Erwachsene, aber sie verstehen nicht selten etwas anderes darunter. Am besten lässt sich dies am Gewichtsbegriff demonstrieren. Kinder bejahen zwar die Frage, ob ein Haufen Reis Gewicht hat, aber sie verneinen die Frage, ob ein einzelnes Reiskorn Gewicht hat. Was aus der Perspektive eines Erwachsenen, der die Schule besucht hat, idiotisch klingt, macht für die Kinder Sinn. Sie setzen nämlich „Gewicht haben" und „sich schwer anfühlen" gleich und sind deshalb auch der Meinung, dass für eine Ameise ein Reiskorn Gewicht hat. Dass diese körperbezogene Auffassung von Gewicht nicht mit der Unterentwicklung des kindlichen Gehirns erklärt werden kann, sondern ein Lerndefizit widerspiegelt, konnte kürzlich von Boedeker (2004) gezeigt werden. Auch erwachsene Menschen auf der Pazifikinsel Trobriand, die nie eine Schule besucht hatten, hatten keinen von subjektiven Eindrücken losgelösten Gewichtsbegriff. Voraussetzung für die Entwicklung eines physikalischen Begriffs von Gewicht ist die Verfügbarkeit eines Konzepts von „Messung" sowie einer entsprechenden Metrik. Erst die Integration von mathematischem Wissen und Wissen über Objekte ergibt ein physikalisches Konzept von Gewicht.

Auch Schwierigkeiten beim Verstehen mathematischer Inhalte lassen sich entwicklungspsychologisch erklären. Wie das Lernen der Sprache wird auch das Lernen des Zählens von genetischen Programmen gesteuert. Vorschulkinder lernen auch ohne systematische Instruktion zählen. Es ist ihnen unmittelbar einsichtig, dass sich größere Zahlen auf größere Mengen beziehen. Zwar verwechseln sie manchmal Zahlnamen, aber bestimmte Fehler, wie z. B. das Benennen zweier unterschiedlich großer Mengen mit dem gleichen Zahlnamen, machen sie nie. Die im Laufe der kulturellen Entwicklung entstandene Mathematik hingegen ist nicht intuitiv einsichtig. Kinder, die gelernt haben, dass 8 größer als 7 ist, müssen bei der Einführung der

Bruchrechnung erkennen, dass gilt: 6/7 > 6/8. Auch dass Multiplikation vervielfachen und Division aufteilen bedeutet, ist intuitiv einsichtig. Dass aber die Multiplikation mit einer Zahl, die kleiner als 1 ist, zu einer Verkleinerung und die Division mit einer derartigen Zahl zu einer Vergrößerung führt, ist intuitiv nicht einsichtig. Lehrer, die die Unterscheidung zwischen intuitivem und kulturell tradiertem Wissen ernst nehmen, können besser auf die Schwierigkeiten ihrer Schüler reagieren.

4. Anregende Lernumgebungen

Auf die Frage, wie man Schüler dazu bringt, das Einmaleins, die Binomischen Formeln, den Satz des Pythagoras, ein Gedicht, die Vokabeln und Grammatikregeln einer Fremdsprache, die Hauptstädte Europas oder die Formel für Kraft und Auftrieb zu lernen, würden Lehrer und Psychologen wahrscheinlich ähnliche Antworten geben. Aus der Gedächtnispsychologie wissen wir, dass man in kleineren Schritten üben sollte und die Übungszeit verteilen muss. Verstärkungen in Form von Belohnung und Bestrafung werden mit der Zeit dazu führen, dass unerwünschte Antworten seltener und erwünschte öfter genannt werden. Schwerer ist die Frage zu beantworten, wie man Schüler dazu bringt, beim Schreiben eines Essays in der Fremdsprache die gelernten Vokabeln zu benutzen und die Grammatikregeln zu berücksichtigen. Unter welchen Bedingungen lernen Schüler die Frage, warum sich ihre Beine wie Blei anfühlen, wenn sie aus dem Schwimmbecken steigen, unter Zuhilfenahme ihres Wissens über Auftrieb zu erklären?

Auf die Frage, wie Lerngelegenheiten gestaltet sein müssen, damit Wissen zur Bewältigung neuer Anforderungen herangezogen werden kann, gibt die Gehirnforschung keine Antwort. Mit Spaß und guter Laune ist es keineswegs getan. Die bei

TIMSS und PISA nachgewiesenen Defizite deutscher Schüler in der selbstständigen und flexiblen Anwendung des in der Schule erworbenen Wissens lassen sich nicht mit Störungen in der Dopaminausschüttung erklären, sondern mit dem wenig anregenden Unterricht.

Aus internationalen Vergleichsstudien wie auch aus Schulexperimenten wissen wir inzwischen, wie man Schüler fesseln und bei der Stange halten kann: Man konfrontiert sie mit Anforderungen, die sie noch nicht auf Anhieb bewältigen können, für deren Lösung sie aber bereits Vorwissen mitbringen. Möglichkeiten zur Aktivierung dieses Vorwissens werden durch gezielte Übungs- und Gesprächsangebote gegeben. Irrtümer und Fehler auf Seiten der Schüler sind zugelassen und werden konstruktiv vom Lehrer genutzt. Auf diese Weise erhalten die Schüler Gelegenheit, ihr bestehendes Wissen zu erweitern, zu revidieren und an die spezielle Anforderung anzupassen. Wie solche Lernumgebungen zu gestalten sind, muss für jeden Inhaltsbereich erarbeitet werden und erfordert die gleichberechtigte Zusammenarbeit zwischen Lehrern, Fachdidaktikern und Kognitionswissenschaftlern.

5. Der Blick ins Gehirn: Zukunftsmusik in der Lehr-Lern-Forschung

Zweifellos ist die Zeit reif für Überlegungen, wie wir mit den Methoden der Hirnforschung Lehr-Lern-Prozesse besser verstehen können. Gegenwärtig können wir Lernfortschritte nur mit Hilfe von Leistungsmessungen feststellen. Das macht aber gerade die Erforschung von sinnstiftendem, verstehendem Lernen so schwer. Diese Form von Lernen braucht Zeit, und der Durchbruch, das Aha-Erlebnis, kommt so unverhofft, dass es nur in Ausnahmefällen der Beobachtung zugänglich ist. Wie weiter vorn angesprochen wurde, entsteht verstehendes Lernen aus der Zusammenführung und Umstrukturierung unterschiedlicher Wissensbereiche.

Welche Aktivitäten sich dabei im Gehirn entfalten, bevor es zum Durchbruch kommt, gehört zu den spannenden Fragen der Zukunft. Es wird noch einige Zeit vergehen, bis die Methoden der Gehirnforschung so weit ausgereift sind, dass wir sie im Klassenzimmer einsetzen können und ein Blick in das Gehirn ausreicht, um zu erkennen, ob sich ein Schüler gerade in einer anregenden Lernumgebung befindet oder ob er mit einem Unterricht gequält wird, in dem er Definitionen und Merksätze lernen und über Seiten hinweg gleichförmige Übungen ausführen muss. Bis dahin müssen wir uns mit Laborstudien zufrieden geben, in denen Gehirnaktivitäten von Schülern registriert werden, die zuvor bestimmte Lerngelegenheiten durchlaufen haben.

In Zusammenarbeit mit mehreren Bremer Kollegen gehe ich zur Zeit der Frage nach, ob sich die Gehirnaktivitäten bei der unangemessenen Lösung von Aufgaben in Abhängigkeit von der Leistungsstärke einer Person unterscheiden. Schüler unterscheiden sich in dem Ausmaß, in dem sie von einer Lerneinheit in Physik profitieren. Diese ist aber so anspruchsvoll, dass auch die besten Schüler nicht alle Aufgaben lösen können. Wir erwarten aber, dass sich auch bei der Bearbeitung ungelöster Aufgaben die Gehirnaktivitäten von leistungsschwächeren und leistungsstärkeren Schülern unterscheiden, da Letztere trotz fehlender Lösung aufgrund ihrer komplexeren und besser organisierten Wissensbasis mehr geistige Aktivitäten entfalten können. Mit solchen bescheidenen ersten Versuchen lässt sich vielleicht herausfinden, ob ein Lernender, der das Leistungskriterium noch nicht erreicht hat, geistig aktiv ist oder nicht. Auch bezüglich der Frage nach dem Zustandekommen und der Entwicklung interindividueller Leistungsunterschiede können Methoden der Gehirnforschung vielleicht weiter helfen, wo reine Leistungsmessung an ihre Grenzen stößt.

Viele offene Fragen gibt es noch zum Zusammenwirken von Intelligenz und Wissen bei der Bewältigung geistiger Anforderungen. Einerseits sind genetisch bedingte Unterschiede in der Intelligenz unbestritten, aber andererseits findet man in unterschiedlichen Bereichen, dass eine gut strukturierte Wissensbasis eine notwendige und hinreichende Voraussetzung für die Bewältigung einer geistigen Anforderung in diesem Bereich ist. Auf Leistungsebene wurde vielfach gezeigt, dass weniger intelligente Experten intelligenten Novizen überlegen sind. Grabner, Stern und Neubauer (2003) konnten auch auf kortikaler Ebene zeigen, dass sich zumindest bei Routineaufgaben Intelligenzunterschiede zwischen Taxifahrern vollständig kompensieren lassen. In diesem Zusammenhang interessiert natürlich die Frage, wie sich dies bei anspruchsvolleren Aufgaben verhält, bei denen bestehendes Wissen so umstrukturiert werden muss, dass es auf die Bewältigung neuer Anforderungen zugeschnitten werden kann. Auch hier können wir in den nächsten Jahren erwarten, dass der Blick ins Gehirn während der Informationsverarbeitung interessante Erkenntnisse über interindividuelle Unterschiede im Zusammenwirken von Intelligenz und Wissen liefert.

Literatur

Boedeker, K. (2004): Die Entwicklung intuitiven physikalischen Wissens im Kulturvergleich. Dissertation angenommen an der Freien Universität Berlin.

Castelli, F., C.D. Frith, F. Happé, U. Frith (2002): Autism, Asperger syndrome and Brain Mechanisms for the Attribution of Mental States to Animated Shapes. In: Brain 125, 1839–1849.

Grabner, R., E. Stern, A. Neubauer (2003): When Intelligence Loses its Impact: Neural Efficiency During Reasoning in a Highly Familiar Area. In: International Journal of Psychophysiology 49, 89–98.

Kintsch, W. (1998): Comprehension: A Paradigm for Cognition. New York: Cambridge University Press.

Lickliter, R. (2000): The Role of Sensory Stimulation in Perinatal Development. In: Journal of Developmental and Behavioral Pediatrics 21, 437–447.

Staub, F., E. Stern (2002): The Nature of Teachers' Pedagogical Content Beliefs Matters for Students' Achievement Gains: Quasi-Experimental Evidence from Elementary Mathematics. In: Journal of Educational Psychology 93, 144–155.

Stern, E., R. Schumacher (2004): Intelligentes Wissen als Lernziel. In: Universitas 59, H. 2, 121–134.

Was hat Bildung mit Gehirnforschung zu tun?
Schule zwischen neurobiologischer Vision und bodenständiger Pädagogik

Von Josef Kraus

Das Gehirn des „homo sapiens" hat sich seit dessen erstem Auftreten am Ende der Altsteinzeit nicht wesentlich verändert. Die seitdem vergangenen 40 000 Jahre sind in der Evolution auch keine lange Zeit; schließlich entspricht diese Zeitspanne kaum mehr als etwa 1500 Generationen bzw. 1500 sukzessiven Fortpflanzungen. Phylogenetisch (stammesgeschichtlich) hat sich das Gehirn des „homo sapiens" also kaum gewandelt. Das heißt: Würden wir ein Kind der späten Altsteinzeit unmittelbar nach seiner Geburt in eine durchschnittlich bildungsnahe und intakte Familie des Jahres 2006 aufnehmen, so wären seine Chancen, Abitur und Diplom zu machen, nicht schlechter als die Chancen eines x-beliebigen Kindes des 21. Jahrhunderts. Jedenfalls verfügen wir heute über ein Gehirn, das sich durch Evolution zu einem milliardenfach je einmaligen Organ entwickelt hat: Es ist ein Organ, das wie bei keinem anderen Lebewesen Individualität begründet und damit Persönlichkeit und Bewusstsein; und es ist deshalb ein hochindividuelles Organ, weil es eine hochindividuelle Summe aus Wahrnehmen, Denken, Erinnern und Fühlen ausmacht.

Evolutionär durchgesetzt hat sich dieses Organ, weil es äußerst lernfähig war, weil es sich zum Beispiel traumatische Erinnerungen einprägen konnte; dieses Lern- und Erinnerungsvermögen hat dem Menschen bzw. bereits seinem Vorläufer das Überleben garantiert und ihm damit einen Vorteil verschafft, den niederere Lebewesen nicht hatten, weil sie nur über ein weniger ausgeprägtes Erinnerungsvermögen verfügten. Das schlägt sich auch in der Zahl der beteiligten Gene nieder: Zwei Drittel der menschlichen Gen-Ausstattung (ca. 25 000 Gene) haben mit dem Gehirn zu tun.

Drastisch verändert freilich haben sich in den vergangenen 40 000 Jahren das zur Verfügung stehende Wissen und Können. Von jungen Leuten erwartet man heute in den ersten eineinhalb Jahrzehnten ihrer Vita intellektuelle Schübe, die sich in der Menschheits- und Kulturgeschichte unter Beteiligung großer Denker, Dichter, Künstler, Tüftler, Erfinder, Entdecker und Forscher über Jahrtausende hinweg vollzogen.

Für Pädagogen ist das eine gigantische Herausforderung. Und es gibt auch kaum einen anderen Beruf, der so unmittelbar mit Lernen und Gedächtnis, also mit dem Gehirn, zu tun hat wie der Beruf des Lehrers. Lehrer sind Experten für das Füttern von Gehirnen, Experten für Lernen und Experten für das Gedächtnis. Sie setzen auf das gute Gedächtnis ihrer Zöglinge bzw. wollen ihnen zu einem guten Gedächtnis verhelfen.

Fiel in der Pädagogik früher das Stichwort Lernforschung, dann dachte man an Gedächtnis- und Lernforscher wie Ebbinghaus, Pawlow, Thorndike, Watson oder Skinner. Seit der Jahrtausendwende 2000 denkt man beim Stichwort Lernen auch seitens der Pädagogik vor allem an die Neurobiologie. Und tatsächlich: Es steckt viel Interessantes drin. Aber erwarten wir von der Neurobiologie bitte für Schule und Pädagogik nicht zu viel! Von einer „Neuropädagogik" oder einer „Neurodidaktik", mit deren Hilfe man rezeptologisch alle Lernprobleme beseitigen und das Lernen bei all unseren Zöglingen hocheffizient machen könnte, sind wir sehr weit entfernt.

Es war von der Phylogenese des menschlichen Gehirns die Rede. Pädagogisch hat diese wenig Reiz. Interessanter ist es für Erzieher und Lehrer zu wissen, wie die Ontogenese des Gehirns, also dessen Individualentwicklung, aussieht. Kaum ein

Prozess läuft nämlich so vielschichtig ab wie die Reifung des menschlichen Gehirns. Bereits sechs Wochen nach der Empfängnis bilden sich die ersten Hirnnervenzellen. Sie entstammen einer dünnen Gewebeschicht, dem „Neuralrohr", und sie entstehen in Rekordzeit. An manchen Tagen bildet der Fötus bis zu 580 000 Gehirnzellen pro Minute. Ein Neugeborenes kommt mit rund 120 Milliarden Gehirnzellen auf die Welt. Davon sind beim Mann ca. 23 Milliarden Kortex (Großhirnrinde), bei der Frau rund 19 Milliarden. Jede dieser Zellen hat zum Zeitpunkt der Geburt rund 2500 Synapsen-Verbindungen, nach acht Monaten bereits rund 15 000. Mit der Gesamtzahl der neuronalen Verbindungen übertrifft das Gehirn angeblich sogar die Anzahl aller im gesamten Universum vorhandenen Atome. Seine maximale „Power" erreicht das Gehirn mit ca. 27 Jahren. Zum Ende des Lebens hin nimmt es dramatisch an Gewicht ab – alle zehn Jahre etwa um zwei bis drei Prozent, insgesamt um bis zu 30 Prozent in einem langen Leben (so stark dezimiert interessanterweise aber nur bei Männern).

Beim Neugeborenen sind die Nervenzellen wie ein gleichmäßiges, dichtes Netz verbunden, das Impulse in alle möglichen Richtungen weiterleitet. Bis zum zweiten Lebensjahr nimmt die Zahl dieser Verbindungen zu. Vor allem durch wiederholtes Wahrnehmen und Lernen, das heißt durch die Häufung von neuronalen Impulsen in bestimmten Bahnen, bilden und verstärken sich Synapsen. Weniger genutzte Verbindungen dagegen verkümmern. Dieser Verlust an Synpasen ist sogar wichtig und Voraussetzung für die Fähigkeit, wichtige und unwichtige Reize voneinander unterscheiden zu können.

Die Entwicklung des Gehirns erinnert bereits in der frühen Entwicklung an Auslese à la Darwin. Kontakte zwischen den Neuronen sind im Überschuss angelegt; solche, die angeregt werden, bleiben, die anderen verschwinden. Anders ausgedrückt: Das Gehirn braucht für seine Ausdifferenzierung Informationen und Sinneseindrücke. Interessant ist auch: Geistig Behinderte behalten die hohe Synapsendichte der Kindheit, bei Gesunden konzentriert sich das Gehirngeflecht später auf die wirklich benötigten neuronalen Daten-„Highways". Grundsätzlich aber gilt: Je vielfältiger die Anregungen, desto komplexere neuronale Strukturen bilden sich.

Zum Zeitpunkt der Geburt sind jedenfalls alle Nervenzellen im Wesentlichen angelegt, aber in bestimmten Bereichen des Gehirns nur lose miteinander verbunden. Viele Verbindungen wachsen erst im Laufe der frühen Entwicklung aus, ein erheblicher Anteil wird – siehe oben – nach kurzer Zeit wieder vernichtet. Es vollzieht sich also ein stetiger Umbau von Nervenverbindungen, wobei nur etwa ein Drittel der einmal angelegten erhalten wird (vgl. Wolf Singer vom Max-Planck-Institut für Hirnforschung, Frankfurt/Main). Es gilt die einfache Auswahlregel: „Neurons wire together if they fire together." Mit anderen Worten: Zu Beginn des Lebens werden im Überschuss synaptische Kontakte hergestellt, doch nur solche, die gebraucht werden, bleiben. Dabei sind die Plastizität und die Vulnerabilität der neuronalen Architekturen zu Beginn der kritischen Phasen am höchsten und nehmen dann mit der Zeit kontinuierlich ab. Jede Wahrnehmung veranlasst das Gehirn zugleich, das Gedächtnis nach Informationen zu durchsuchen, die zur aktuellen Wahrnehmung passen. Laufen Signale immer wieder mit demselben Muster ein, dann senkt die empfangende Zelle auch ihre Empfindlichkeit und damit Empfänglichkeit.

Der Begriff des „Zeitfensters" spielt hier eine Rolle. Er besagt, dass es für bestimmte Lernprozesse bestimmte Zeiträume gibt, in denen Lernen stattfindet bzw. stattfinden muss und außerhalb derer ein Lernen nicht oder weniger leicht vonstatten geht. Man kann dies an der Sprachentwicklung deutlich machen. Die Erstsprache ist derart prägend, dass sie sich phonetisch, grammatisch, syntaktisch und semantisch in den später erlernten Zweitsprachen durchsetzen möchte. Prägend wirkt auch der Umfang des Wortschatzes, mit dem Kinder konfrontiert werden. Haben Eltern einen geringen Wortschatz, so überträgt sich das auf die Kinder. Das hat ebenfalls mit der Gehirnentwicklung zu tun; sie wird bei den Kindern aufgrund des geringen Wortschatzes der Eltern weniger angeregt. Für den Erwerb eines aktiven Wortschatzes heißt das: Kinder lernen Wörter umso schneller, je mehr ein vertrauter Erwachsener ihre Sprechversuche begeistert kommentiert. Sie verbinden mit den neuen Vokabeln dann ein positives Gefühl und behalten sie daher besser.

Unersättlich sucht das Kinderhirn jedenfalls nach Neuem. Ein Dreijähriger graviert täglich bis zu 30 neue Wörter in sein Nervengeflecht ein. „Das Gehirn will in der Phase von drei bis sieben Jahren unendlich viel aufnehmen", sagt der Hirnforscher Gerhard Roth. Beachte zugleich: Unsere Grundschullehrpläne umfassen für vier Schuljahre oft nur 700 Wörter verbindlichen aktiven Wortschatzes! Hier bleiben gewaltige Potentiale ungenutzt. Denn wenn ein Schüler erst mit zehn Jahren anfängt, einen größeren Wortschatz zu erwerben, dann ist das Sprachfenster schon um einiges weniger offen. Bei den meisten ist das Gehirn nach zehn Jahren zudem so weit gereift, dass sie nun bewusst nach Regeln pauken müssen – anders als Kleinkinder, die Sprachen intuitiv und spielend erwerben. Das heißt aber auch: Verpasste Momente für den Spracherwerb oder auch für feinmotorische Bewegung (siehe Musikinstrument) lassen sich später nur mit erheblich größerer Anstrengung nachholen.

Wenn die visuellen oder akustischen Signale aber nicht verfügbar sind, die während der entsprechenden Zeitfenster, also der entsprechenden sensiblen Entwicklungsphasen, benötigt werden, so führt dies zu Strukturänderungen bzw. Strukturverarmungen, die im Mikroskop sichtbar sind. Die Nervenzellen schrumpfen, ihre Fortsätze, mit denen sie Signale von anderen Zellen aufnehmen, die so genannten Dendriten (Empfängerzweige), bilden weniger Verzweigungen aus, und die Zahl der Kontakte zwischen den Nervenzellen, der Synapsen, nimmt ab. Anregendes Training aber bewirkt das Gegenteil von Deprivation (Verarmung). Die Zahl der Kontakte zwischen den Nervenzellen nimmt zu, die für die geübten Funktionen zuständigen Areale dehnen sich aus und die Gehirnzellen spezialisieren sich auf die trainierten Inhalte.

Es ist allerdings nutzlos und womöglich sogar schädlich, Kindern Wahrnehmungs- und Lernreize anzubieten, die sie nicht adäquat verarbeiten können, zum Beispiel weil die entsprechenden neuronalen Fenster nicht offen sind. Es sollte demnach ausreichen, wenn Eltern und Erzieher darauf achten, wofür sich das Kind jeweils interessiert und wonach es verlangt. Kinder sind in der Regel genügend neugierig, um sich das zu holen, was sie brauchen. Überzogener Elternehrgeiz ist hier kaum hilfreich, denn entscheidend ist nicht, was Eltern wollen, sondern was das Kind will und braucht.

Natürlich muss die Umwelt hinreichend anregend sein, damit das, was benötigt wird, auch vorhanden ist, und die Kinder das, was sie suchen, auch finden. Aber dies dürfte bei halbwegs vernünftigen Lebensumständen in allen Elternhäusern der ersten und der zweiten Welt der Fall sein. Wenig hilfreich aber dürfte es sein, die Kleinen mit einem Überangebot zuzuschütten: Mozart schon im Mutterleib, im ersten Lebensjahr dann Malerei aller Epochen, Lernpuzzles, vielleicht sogar Gedankenlyrik oder Philosophie vorlesen? Das kann es nicht sein.

Jeder Moment, jede auch noch so zufällige Erfahrung, denen das Baby ausgesetzt ist, stärkt oder schwächt die neuronalen Netze. Je häufiger eine neuronale Verbindung durch denselben Reiz bestätigt wird, desto stabiler wird sie, das heißt, der Säugling lernt – und sein Gehirn entwickelt sich. Es baut an seiner

„funktionalen Architektur", an seiner neuronalen Struktur, die bestimmt, was ein Mensch kann, wahrnimmt und fühlt. Im dümmsten Fall aber stört ein Herumzappen durch alle Fernsehkanäle diesen Prozess. Eine filmische Berieselung etwa, die ständig ablenkende Reize anbietet, kann den Aufbau synaptischer Verbindungen hemmen; sie provoziert eine Art neuronale Verdrängung.

Aus dem bisher Dargestellten ergeben sich allgemeine Konsequenzen für die pädagogische Praxis: Das Gehirn will sich anregen lassen und gefordert sein – und das gelingt am besten, wenn man an das anknüpft, was es schon weiß. Das bereits vorhandene Wissen stellt ein Netzwerk, quasi ein neuronales Netzwerk, für Neues dar. Wenn man also eine solide Erfahrungs- und Wissensbasis hat, dann ist das die Grundlage für deren Erweiterung und Aktualisierung. Ich plädiere deshalb für eine Renaissance des konkreten Wissens und Könnens! Dafür gibt es übrigens auch einen demokratie-politischen Grund, denn: Wer nichts weiß, muss alles glauben. Aber ich will es pädagogisch und lernpsychologisch aufziehen: Je mehr man weiß, desto leichter eignet man sich Neues an. Deshalb gilt auch: Wissen schlägt Intelligenz (vgl. Elsbeth Stern vom Max-Planck-Institut für Bildungsforschung, Berlin).

Bezogen aufs Wissen unterfordern wir unsere Schüler jedenfalls in vielen deutschen Ländern. Mit Elsbeth Stern ist sogar zu vermuten, dass die Unterforderung bereits in der Grundschule einsetzt und dies eine der Ursachen für das nur mittelmäßige Abschneiden deutscher Schüler bei PISA ist. Wahrscheinlich setzt diese Unterforderung sogar noch früher sein, nämlich im Vorschulalter. Hier – im Kindergarten – wird manches versäumt. Deshalb müssen wir weg von der reinen Betreuung und Verwahrung im Kindergarten hin zu Bildung und Anregung. Hirnbiologisch gilt nämlich: Inhalte werden umso effektiver im Gedächtnis niedergelegt, je anschlussfähiger sie sind, also je mehr Vorwissen vorhanden ist. Sie können aber nur schwer gespeichert werden, wenn kumulierte Wissensdefizite vorliegen. Deshalb ist auch das Auswendiglernen von Fakten notwendig. Es entlastet übrigens auch, denn wenn ich etwas auswendig kann, dann hat mein Gehirn freie Ressourcen für andere Aktivitäten.

Erfolgreiche Lehrer wissen, was ihre Schüler können und was sie nicht können, was sie verstehen und was sie nicht verstehen, warum sie etwas missverstehen oder gar nicht verstehen können, woran sie anknüpfen oder nicht anknüpfen können. Entsprechend reagieren sie auf Fehler und Defizite ihrer Schüler mit zusätzlichen Übungsaufgaben oder Erklärungsschleifen.

Nachhaltiges Lernen besteht deshalb aus einem systematischen Aufbau von Wissen und Können. Um diese Aufgabe in der Schule zu erfüllen, sind nach Meinung heutiger Unterrichtsforscher zehn wichtige Qualitätsmerkmale von Unterricht zu beachten, und zwar

- eine klare Strukturierung des Unterrichts
- ein hoher Anteil echter Lernzeit („time on task")
- ein lernförderndes Klima
- eine inhaltliche Klarheit
- ein sinnstiftendes Kommunizieren
- eine gewisse Methodenvielfalt
- ein individuelles Fördern
- ein intelligentes Üben
- eine transparente Leistungserwartung
- eine vorbereitete Lernumgebung.

Ziel muss es dabei immer sein, das Lernen zu einem höheren Kenntnisniveau zu bringen. Dafür gibt es zwei Möglichkeiten: eine Verlängerung der Lernzeit und eine Optimierung des Speichers. Da das Leben und auch die Kindheit und Jugend endlich sind, bietet sich nur die Möglichkeit der Optimierung an.

Wie kann die Optimierung konkret aussehen, was sind lernförderliche schulische Faktoren?

1. Unterricht muss in hohem Maße aktivierend sein

Schon Konfuzius wusste: „Sage es mir, und ich vergesse es. Zeige es mir, und ich erinnere mich. Lass es mich tun, und ich behalte es." Mit anderen Worten: Lehrer müssen passiv Betroffene zu aktiv Suchenden machen, sie müssen ihre Schüler aktivieren, zum Beispiel mit folgenden Methoden, die freilich gar nicht so neu sind:

Wir sollten unsere Schüler lernen lassen durch Lehren. „Docendo discimus" (durch Lehren lernen wir), wusste schon Seneca.

Wir sollten ihnen Gelegenheit geben, etwas zu erfahren, was Heinrich von Kleist in einem Aufsatz beschrieben hat: „Die allmähliche Verfertigung des Gedankens beim Reden".

Wir sollten ihnen klarmachen, dass der, der fragt, lernt, weil er den Stoff fragend schon vorstrukturiert.

Wir müssen unseren Schülern praktische Lernhilfen nahe legen: Spickzettel, Post-Its, Lernplakate, Vokabelkartei usw.

Wir müssen unsere Schüler dazu anhalten, dass sie durch Portionierung und Strukturieren lernen. Wer hundert Jahre deutsche Geschichte oder hundert Vokabeln aufbereiten muss, der wird zwangsläufig portionieren und strukturieren müssen.

Wir müssen ihnen klarmachen, dass die momentane Gedächtnisspanne sieben Elemente umfasst (vielleicht auch deshalb, weil einer langsamen Welle im Elektroenzephalogramm – EEG – sieben schnellere vorangehen).

Dass – umgekehrt – Passivität nicht nur den Lernforschritt bremst, sondern auch die Intelligenz, wissen wir aus der Erfahrung mit unseren Schülern nach den großen Ferien. Und auch die Intelligenzforschung bestätigt uns: Nach den Ferien sinkt der IQ um ca. drei IQ-Minuspunkte.

2. Unterricht und Lernen müssen mehrkanalig sein

Je mehr Sinneskanäle angesprochen werden, umso effizienter und effektiver speichert das Gedächtnis. Das heißt: Man muss möglichst immer mit allen Sinnen lernen – zumindest mit Auge und Ohr zugleich. Wir wissen jedenfalls, dass wir folgende Anteile des Wahrgenommenen im Gedächtnis behalten:

- 10 Prozent, wenn wir es nur lesen,
- 20 Prozent, wenn wir es hören,
- 30 Prozent, wenn wir es sehen,
- 50 Prozent, wenn wir es hören und sehen,
- 70 Prozent, wenn wir es selbst sagen,
- 90 Prozent, wenn wir es selbst tun.

Lernpraktisch und unterrichtsmethodisch betrachtet, ist dies ein Plädoyer

- für die Visualisierung von Lernstoffen,
- für Grafiken, Schaubilder und Tabellen,
- für ein Lesen mit dem Textmarker,
- auch für einen (sinnvollen!) Einsatz von Computer und Multimedia.

3. Übung macht den Meister

Ohne Übung geht nichts. Nur der kleinere Teil der Lernstoffe ist so attraktiv, dass er sich mit einem Mal einprägt. Für das Gros gilt: Nur mit regelmäßigem Wiederholen sedimentiert sich der Lernstoff vom Ultrakurzzeit-Gedächtnis ins Kurzzeitgedächtnis und ins Langzeitgedächtnis. Das gilt für so ziemlich alle Lernbereiche: Ein routinierter Fließbandarbeiter hat einen Handgriff ein bis zwei Millionen Mal getan, bis er optimal automatisiert ist. Ein guter Musiker hat bis zum 20. Lebensjahr ca. 10 000 Übungsstunden hinter sich. Soll Virtuosität erreicht werden (das gilt für die Musik ebenso wie für die Sprache), muss das Lernen also sehr früh beginnen und lange währen.

Allerdings ist Wert zu legen auf verteiltes Lernen. Vor allem im Bereich des prozeduralen Gedächtnisses ist dies notwendig (z. B. Schreibmaschineschreiben oder Musikinstrument erlernen). Hier ist es besser, etwa vier Mal eine Viertelstunde als einmal eine ganze Stunde zu üben. (Das gilt auch für das Erlernen von Vokabeln.) Grundsätzlich gilt außerdem: Das Wiederholen soll in länger werdenden Abständen erfolgen. Und es gilt: Lernen in letzter Minute schadet. Deshalb: Frühzeitig zu lernen beginnen! Vorsicht vor „last minute learning"! (Sonst kommt es zu einer „ekphorischen" Gedächtnishemmung, also zu einer Hemmung beim Abrufen des Gelernten.)

4. Lernen braucht Entspannung

Wichtig ist es zu wissen: Zu Beginn des Lernens ist die Effektivität am größten. Wenn das Lernen zusehends mühseliger wird, sollte man eine Pause einlegen. Man kann auch zu viel des Guten tun, das nennt sich dann „überlernen". Wer beim Lernen über seine Grenzen geht, begreift am Ende gar nichts mehr. Ohne Pausen wissen Neuronen nicht mehr, was sie speichern sollen.

5. Unterricht und Lernen müssen die Aufmerksamkeit der Kinder provozieren

Grundsätzlich bleibt die Aufmerksamkeit am besten erhalten, wenn das Kind aktiv ist. Ansonsten ist eine Steigerung der Aufmerksamkeit umso besser möglich, je mehr uns ein Ereignis an- und aufregt. Möglich ist eine Steigerung der Aufmerksamkeit mittels Verfremdung, Humor, Übertreibung, Überraschung, persönlicher Betroffenheit. Gerade ein Maß an Betroffenheit ist wichtig: Man weiß, was man am 11. September 2001 gemacht hat, nicht aber am 11.9.2000 oder am 11.9.2002!

6. Lernen muss die Emotion ansprechen

Auf das Lernklima kommt es an. Man lernt nur das, was man im tiefsten Innern lernen will. Das heißt, Lernen hat mit Emotion und damit mit dem limbischen System zu tun. Beim Lernen ist der Hippocampus beteiligt. Da dieser eine große Rolle bei Emotionen spielt, ist der Einfluss von Emotionen beim Lernen kaum zu unterschätzen. Zum Beispiel ist der Unterrichtserfolg mit davon abhängig, ob Lehrer und Kinder sich mögen.

Mit der Aussicht auf eine Belohnung bleibt Gelerntes dauerhafter im Gehirn. Deshalb ist Lob wichtiger als Tadel. Das wusste schon der alte Johann Amos Comenius (1592 bis 1670): „Alles, was beim Lernen Freude macht, unterstützt das Gedächtnis."

Auf die emotionale Bindung an die Bezugsperson kommt es auch beim Schulkind an. Die Vorbildrolle der Lehrer spielt dabei eine große Rolle. Lehrer, die ihre Fächer (und Schüler!) erkennbar lieben, reißen mit.

Die Motivation ist schließlich eine Sache des Anspruchsniveaus. Seit Heinz Heckhausen wissen wir: Hoffnung auf Erfolg und Furcht vor Misserfolg müssen sich die Waage halten. Dann kommt es zu einer moderaten Aktivierung des Sympathikus-Nebennierenmark-Systems, was sich in einer nicht zu hohen und nicht zu niedrigen Ausschüttung des Hormons Adrenalin äußert. Das heißt – pädagogisch gewendet: Kinder müssen die Chance auf Erfolg und das Recht auf Irrtum haben. Sind aber die Erfolgsaussichten nahe bei hundert Prozent, dann ist man unterfordert und langweilt sich; sind die Erfolgsaussichten zu gering, so resigniert man und steckt zurück.

7. Neugier fördert das Lernen

Allen Säugetieren ist gemeinsam: Ihre Heranwachsenden sind ausgesprochene Neugierwesen. Deshalb betreiben sie Bewegungsspiele und Sozialspiele. Durch beide Spielarten wird

Überlebensnotwendiges geschult: in einem Fall die Motorik, im anderen Fall das Sozialverhalten gegenüber Artgenossen.

Diese Spiele beschränken sich hinsichtlich ihrer biologischen Bedeutung auf bestimmte Altersphasen, und sie brauchen ein entspanntes Umfeld, das sowohl Anregung wie auch Sicherheit bedeutet: Ein Zuwenig an Anregung führt zu Deprivation. Fehlt zudem ein Sozialpartner, so ist das gesamte Neugier- und Spielverhalten deutlich reduziert; ein Zuwenig an Sicherheit schränkt die Entwicklung ebenfalls ein, denn dann verbraucht ein Lebewesen die gesamte Zeit und Energie für Nahrungssuche und Selbstsicherung. Beide Defizite bremsen das Neugier- und Spielverhalten.

Aber nicht nur die soziale Situation hat Einfluss auf die Entwicklung eines Lebewesens, sondern auch der Grad der Strukturierung der Umgebung. Lebewesen, die in einem reich strukturierten Umfeld aufwachsen, entwickeln einen größeren Kortex, stärker verzweigte Dendriten (neuronale Empfängerzweige) und eine höhere Anzahl an Synapsen. Diese Plastizität findet sich vor allem bei Säugetieren, nicht übrigens bei Vögeln. Auf Menschen übertragen, kann man folgern: Wichtig für das Lernen sind Sicherheit und ein anregendes Umfeld. Die Anregung muss so dosiert sein, dass sie stimuliert. Sie darf nicht zu gering und nicht zu groß sein, sonst nimmt sich das Individuum zurück.

8. Bewegung fördert die Gehirnentwicklung

Aus der Gerontologie wissen wir: Körperliche Aktivität beugt Demenz vor. Allgemein wissen wir aber auch: Bewegung fördert die Produktion von Endorphinen. Außerdem zeigt der Tierversuch: Mäuse, die sich (zum Beispiel im Laufrad) viel bewegen können, produzieren im Hippocampus mehr Gehirnzellen. Deshalb gilt: Sport fördert die Gehirnentwicklung. Und: Sport stabilisiert das Vegetativum. Vor Prüfungen ist das besonders wichtig.

Was kann und will die Hirnforschung zukünftig leisten?

Die Hirnforschung ist nicht unbescheiden. Sie meint, eines Tages erklären zu können, was das Bewusstsein und was den Geist ausmacht. Und sie meint, sie werde eines Tages ein neues Menschenbild begründen. Hier sind allerdings Zweifel angebracht. Einen neuropädagogisch konstruierten Nürnberger Trichter nach dem Vorbild des Poetischen Nürnberger Trichters der Barockliteratur wird es – gottlob – nicht geben. Vergessen wir nicht: Individualität und individuelle Lernbiographie sind schon rein rechnerisch nicht mess- und machbar. Denn dieses eine konkrete Individuum hat mehr als 100 Milliarden (eine 1 mit 11 Nullen) Nervenzellen, jede von diesen Nervenzellen interagiert mit 10 000 bis 15 000 anderen Nervenzellen. Die Gesamtzahl der Verbindungen liegt also bei rund 1 000 000 000 000 000 (1 Billiarde; eine 1 mit 15 Nullen). Dazu kommt: Das Gehirn lernt täglich und stündlich hinzu und verändert sich damit wiederum sehr individuell.

Kaum weniger bescheiden scheint die Neurobiologie zu sein, wenn es um die Frage geht, ob der Mensch über einen freien Willen verfüge. Wolf Singer sagt nein. Für ihn folgt der Wille den neuronalen Vorgängen im Gehirn. Der freie Wille gilt ihm als leerer Wahn. Das Erlebnis des Willenaktes trete auf, nachdem Gehirnmechanismen bereits angeordnet hätten, was zu tun sei. Wir würden sehr viel aus Motiven tun, so Singer, die uns nicht bewusst seien. Deshalb erfänden wir nachträglich Motive für etwas, was wir getan hätten.

Ich setze dagegen: Weil der Mensch über Billionen an Nervenverbindungen verfügt, ist er nicht unfrei, sondern frei. Und ich setze auch dagegen: Hüten wir uns vor einem Reduktionismus – nämlich dem Reduktionismus, der Gehirnfunktionen auf Physik und Chemie reduzieren will. Denn es wird zum Beispiel nie zu erklären sein, was die Neunte von Beethoven oder ein Gemälde von Caspar David Friedrich zu einem besonderen Erlebnis macht.

Fortschritte freilich können wir erwarten auf der oberen und der unteren Gehirnebene: bei der Erkennung von Erkrankungen (etwa des Morbus Alzheimer oder der Schizophrenie oder der Depression) und bei der medikamentösen Behandlung bzw. Vorbeugung solcher Krankheiten. Auf der mittleren Ebene aber stehen tiefergehende Erkenntnisse noch lange aus, und deshalb wird es uns auch zukünftig an neurobiologischen Erkenntnissen mangeln, die uns unser Bewusstsein oder unsere Ich-Erfahrungen erklären könnten. Das Lernen wird also auch zukünftig klug geplant sein müssen und nur unter Zufuhr von Energie (sprich: Zeit und Anstrengung) erfolgen können.

Zu den Autoren

Prof. Dr. med. Joachim Bauer, geb. 1951, studierte in Freiburg Medizin. Nach seiner Habilitation für Innere Medizin folgten Forschungsaufenthalte in den USA. Danach weitere Facharztausbildungen in Psychiatrie und Psychotherapie sowie Psychosomatischer Medizin. Zweite Habilitation für das Fach Psychiatrie. Bauer arbeitet als Leiter der Ambulanz an der Abteilung für Psychosomatische Medizin der Universitätsklinik Freiburg. Schwerpunkte seiner Arbeit: Depressionen, beruflich bedingtes Burn-Out-Syndrom, Traumafolge-Krankheiten, Angsterkrankungen.

Prof. Dr. Ulrich Herrmann, geb. 1939, war Professor für Pädagogik an den Universitäten Tübingen und Ulm und lehrte an den Universitäten Zürich und Potsdam. Arbeitsschwerpunkte: Historische Bildungsforschung, Schulpädagogik, Geschichte der Jugend im 20. Jahrhundert.

Prof. Dr. Gerald Hüther ist Neurobiologe und leitet die Abteilung für Neurobiologische Grundlagenforschung an der Psychiatrischen Klinik der Universität Göttingen. Schwerpunkte seiner gegenwärtigen Tätigkeit: Einfluss psychosozialer Faktoren und psychopharmakologischer Behandlungen auf die Hirnentwicklung, Auswirkungen von Angst und Stress und Bedeutung emotionaler Bindungen. Hüther ist Mitbegründer von Win-future.de (Netzwerk Erziehung und Sozialisation) und Mitorganisator der „Göttinger Kinderkongresse".

Josef Kraus, Dipl.-Psych., geb. 1949, studierte für das Lehramt an Gymnasien Deutsch und Sport. Er war 15 Jahre lang Gymnasiallehrer und Schulpsychologe; heute ist Kraus Oberstudiendirektor. Seit 1987 ist er Präsident des Deutschen Lehrerverbandes, in dieser Funktion nimmt er regelmäßig in Radio und Tageszeitungen zu schulpolitischen Fragen als Kommentator Stellung.

Prof. Dr. Dr. Gerhard Roth, geb. 1942, studierte in Münster und Rom Philosophie, Germanistik und Musikwissenschaft. 1969 Promotion im Fach Philosophie. 1969 bis 1974 Studium der Biologie in Münster und Berkeley; 1974 Promotion im Fach Zoologie, 1976 Professor für Verhaltensphysiologie an der Universität Bremen; seit 1989 Direktor am Institut für Hirnforschung an der Universität Bremen; 1997 Berufung zum Gründungsrektor des Hanse-Wissenschaftskollegs in Delmenhorst. Seit 2003 Präsident der Studienstiftung des deutschen Volkes. Forschungsgebiet: Neurobiologische Grundlagen der kognitiven und emotionalen Verhaltenssteuerung bei Wirbeltieren.

Prof. Dr. päd. Heinz Schirp, geb. 1942, war Volks- und Hauptschullehrer und bis 1979 in der Lehrerausbildung für die Fächer Geschichte, Politik und Sozialwissenschaften tätig. Nach der Promotion Abordnung an das Landesinstitut für Schule und Lehrerfortbildung und dort Leiter der Abteilung für Lehrplanentwicklung, Schul- und Unterrichtsforschung. Zurzeit Stellvertr. Direktor des Landesinstituts für Schule / Qualitätsagentur, Soest, NRW. Seit 2003 Lehraufträge an der Universität Bielefeld. Arbeits- und Publikationsschwerpunkte: Sozio-moralische Entwicklung von Kindern und Jugendlichen, Lern-, Unterrichts- und Schulentwicklung, neurobiologische und neurodidaktische Lernkonzepte.

PD Dr. Ralph Schumacher, geb. 1964, studierte Philosophie und Wissenschaftstheorie in Hamburg und München, 1994 Abschluss des Promotionsstudiums mit einer Arbeit über den Pragmatismus von Peirce; danach wissenschaftlicher Assistent am Institut für Philosophie der Humboldt-Universität zu Berlin; 2001 Habilitation im Fach Philosophie, 2002 Visiting Associate Professor an der Princeton University, 2003 Lehrstuhlvertretung an der Universität Essen, 2005 Visiting Associate Professor an der Temple University in Philadalphia sowie Leitung eines Projektes über die Förderung kognitiver Kompetenzen durch Musik beim Bundesministerium für Bildung und Forschung, gegenwärtig Fellow am Hanse-Wissenschaftskolleg Delmenhorst. Forschungsschwerpunkte: Philosophie des Geistes und Kognitionswissenschaft, Wahrnehmungs- und Erkenntnistheorie.

Prof. Dr. Manfred Spitzer, geb. 1958, Studium der Medizin, Psychologie und Philosophie, Weiterbildung zum Psychiater, 1989 Habilitation im Fach Psychiatrie. Von 1990 bis 1997 Oberarzt an der Psychiatrischen Universitätsklinik in Heidelberg. Seit 1997 hat Spitzer den neu eingerichteten Lehrstuhl für Psychiatrie an der Universität Ulm inne, seit 1998 leitet er die dortige Psychiatrische Universitätsklinik; seit 2004 ist Spitzer Leiter des von ihm gegründeten Transferzentrums für Neurowissenschaften und Lernen in Ulm.

Prof. Dr. Elsbeth Stern, geb. 1957, studierte Psychologie in Marburg und Hamburg, promovierte 1986 in dem Fach und habilitierte sich schließlich 1994 mit einer Arbeit über die Entwicklung des mathematischen Verständnisses im Kindesalter. Stern arbeitet als Professorin am Max-Planck-Institut für Bildungsforschung in Berlin mit einem kognitionspsychologischen Schwerpunkt. In ihrem Lernlabor erforscht sie zusammen mit ihren Mitarbeitern den Erwerb und die Nutzung von Wissen im Kindesalter.

Textnachweise

Ralph Schumacher: Wie viel Gehirnforschung verträgt die Pädagogik?
SWR2 Aula, 10. April 2005; bearbeitete und gekürzte Version

Manfred Spitzer: Medizin für die Schule
Nervenheilkunde 22/2003, 427–431

Joachim Bauer: Spiegelneurone
SWR2 Aula, 8. Januar 2006, bearbeitete und erweiterte Version

Gerhard Roth: Möglichkeiten und Grenzen von Wissensvermittlung und Wissenserwerb
Basierend auf Beitrag „Warum sind Lehren und Lernen so schwierig?"
in: Zeitschrift für Pädagogik 50(4)/2004, 496–506

Ulrich Herrmann: Lernen findet im Gehirn statt
SWR2 Aula, 29. Februar 2004

Heinz Schirp: Neurowissenschaften und Lernen
Die Deutsche Schule, Heft 3 2003, S. 304–316

Elsbeth Stern: Wie viel Hirn braucht die Schule?
Zeitschrift für Pädagogik 50(4)/2004, 531–538

Josef Kraus: Was hat Bildung mit Gehirnforschung zu tun?
Originalbeitrag